ジャングルへようこそ！
双極性障がいの世界

著

ヒラリー・スミス

訳

奥田　宏

星和書店

Welcome to the Jungle

by

Hilary T. Smith

Translated from English

by

Hiroshi Okuda

Published by arrangement with Red Wheel Weiser, LLC.
Japanese translation rights arranged with Biagi Literary Management
through Japan UNI Agency, Inc., Tokyo

はじめに

この本は双極性障がいについての本です。もしあなたが自由な魂を持った人か、R・D・レイン（訳者注：イギリスの精神科医、反精神医学運動で有名）の熱狂的なファンで極端な気分状態の病理学的説明を信じない人ならこう説明しましょうか。北アメリカ大陸で皆が「双極性障がい」と呼ぶ、気分がハイになったり、ローになったりして生活している人についての本です。私はここで自分の双極性障がいの経過をお話しするつもりですが、しばらく寄り道をします。

まず腓骨過労性障がいについて紹介させてください。

私は十三歳のときにそれを患いました。すごく痛いのです。私が学んでいた親英派の寄宿学校は、すべての生徒に放課後、きどったスポーツへの参加を義務付けていました。春にはなんと芝生で狙撃訓練をしたのですよ！　たった一週間のクロスカントリー・ランニングチームでたくましい下腿の上級生たちと一緒にジョギングをしたら、向こうずねに変な感じがしてきました。靴が路面を踏むたびに小さな衝撃が跳ね上がってきたのです。すごく痛いのですが、顔をしかめながら走り続けました。気にしないでいれば、そのうち治るはずだ。練習を四回続けました。そしたらびっこを引き始めました。五回目でとっても怖いと思っていたコーチが後ろから自転車で来て、「走るのをやめなさい！　もうびっこを引いているじゃないか。保健室に行きなさい」と大声で言いました。

びっくりして戸惑いましたが、助かりました。私は回れ右をして、学校の保健室に歩いていきました。そこで熱心なスポーツ・セラピストのチームが腓骨過労性障がいの治療をしてくれました。保健室に行くと楽しく、気持ちがよかったのです。そこには多くの人たちが足首に包帯を巻かれたり、ねん挫したところに超音波を当てたり、ただそこにたむろして、あやしげなボトルから水分補給したりしていました。理学療法士は、私が腓骨過労性障がいをそんなに悪くなるまで助けも求めず悪くしてしまったことをからかいました。私はストレッチや体操をしたり、私に合ったランニング・シューズを入手したりし、また走り始めたのです。

痛みの持続期間：四日
腓骨過労性障がいの社会的認知度：高い
腓骨過労性障がいの診断と治療に関する経験全般：とってもよかった！

六年後、私はブリティッシュ・コロンビア大学の三年生となり、英文学を専攻していました。もうスポーツをしなくてもよくなり、狙撃訓練もありません。ここは西海岸なのよね。詩の朗読があり、マリファナを吸い、雨の晩には家でパーティーをするのよ。バンクーバーのキットシラーノ地区の変てこな古ぼけた家に住んでいたわ。そこは学生がやりたい放題の生活をして、何世代も前からずっとブリティッシュ・コロンビア大学の学生がミント・ジュレップ（訳者注：バーボンウイスキーベースのカクテル）を飲み、ダーツをしたりするところとして有名でした。その家で六人が共同生活を送っており、にぎやかでした。

三年生の一月、私は睡眠障がいを発症しました。私の家では絶えず物音がして、刺激がありましたが、それはたいして気になりませんでした。二月には私はまったく眠れなくなりました。そして私の心は、想念とリズムの中を泳いでいたのです！

講義中、いつも携帯していた日記帳に怒ったように書き殴り、そのとき浮かんだ思いを記録していました（「彼は鳥学者だったのよ。それも生まれつきの！」とか）。あるいは突然立ち上がり、講義を抜け出してトイレで泣いたり、キャンパスの周りにある森の中を彷徨ったりしました。パーティーでは何人もの男子学生に電話番号を教えたり、かと思えばパニックに陥り、バンクーバー東部地区からキットシラーノ地区まで夜中に家まで走って帰ったりしました。アルバイトでベーグルの売り子をしていたときは、いつも携帯している日記帳をレジの器械に立てかけておいて、ベーグルを買いに来る人たちのことを気にかけていたものでした。私が考えていることが彼らにわかるかしら、私が計画しているすごいパーティーに参加したいなと思ってくれるかしらというものでした。夜、私は決まり事としてベッドに横になってみましたが、十分後眠りが来ないと再び起き上がりました。ついには、頭の中でのおしゃべりが激烈になり、四人の私が常に議論したり、当意即妙の会話をしたりで、不気味だったり浮かれ騒いだりしました。

それは実際私を痛めつけました。たじろぎましたが、その状態を続けました。気にしないでいれば、そのうち治るはずだ。時は過ぎていきました。びっこを引いていたようなものです。

肉体的びっこよりもひどく、他人の目にも明らかだったはずですが、自転車に乗って、「もうやめろ！」と叫んでくれるコーチはいませんでした。

だから止まりませんでした。

それは天井の照明のスイッチがオンのままだったような感じです。何をしようともオフにできませんでした。自分の状態に混乱し、苦しんでいましたが、それにもかかわらず来る日も来る日もレポートを提出し、デートに出かけ、両親にお天気はどうとか普通の遠距離電話をかけていました。頭の中が混乱していたとしても、誰の目にも明らかにおかしいというようなことはしていませんでした。下着のままで街を駆け抜けるとか、銀行員に私はイエス様よと説得したりはしませんでした。ただ花火のようにあらわれては消える考えを持ち、入眠の仕方を忘れた体で巡り歩いていました。やっと町の医者を訪ねたとき、助けてもらいたかったからでも病気になったのではと思ったのでもありませんでした。恥ずかしくてなんとかしてもらいたかったからです。ある晩私は眠れなかったために泣き出してしまいました。ルームメイトの前で泣いてしまったことがあまりに恥ずかしく、二度とそんなことがないように睡眠薬を飲むことに決めたのでした。三歳くらいの子どもたちが洟を垂らして診てもらうのを待っているのに、医師の時間をとらせて悪いなと思いながら診察室で待っていましたが、医師が入ってきたとき再び泣き出してしまいました。どうしたのと女医が聞いてきたとき、私はだしぬけに、「もうこんなの我慢できない」と言ってしまいました。

ついに天の声があったのです。「もう走るのをやめなさい」と。

その後数週間、私はお決まりのように単極性うつ病と間違えられ、抗うつ剤により再び軽躁状態になり、双極Ⅱ型と診断が改まり、いろいろな抗精神病薬と気分安定剤を飲んで、ついに穴に入りたいとは思わなくてもいい薬の組み合わせが決まりました。大学病院の待合室で多くの時間を過ごすことになりましたが、そこでは誰もが性病か、精神疾患のどちらかを抱えており、決して雑多な人のたまり場ではなく、楽しくもなくいい気分でもなかったのです。

苦痛の持続期間：とっても長い
双極性障がいの社会的認知度：あまりない
双極性障がいと診断されたことの経験全般：まあいやなものよ

私がどんな様子か、完全に狂っていないかを見るために父がオンタリオから飛行機でやってきました。バンクーバーの街で一番大きな本屋へ行き、父は本棚にある双極性障がいの本を全部私のために買いました。スターバックスにも立ち寄りました。その後急いで歩き、途中で父はタクシーを呼びとめて飛び乗り、オンタリオに帰る飛行機へ急ぎました。私は歩道で片手に双極性障がいの本が入ったバッグを、もう一方の手にはグリーンティー・フラペチーノが半分入ったカップを持って、父を見送りました。

さて私の双極性障がいを巡る旅が始まったのでした。

でもその後、私はほとんどの双極性障がいの本を返品し、そのお金で詩の本をたくさん買いました。病気の本に興味がなかったわけではないのですが、それらは私の気持ちをみじめにし、混乱させました。とっても常識的で、臨床的で、警告に満ちていて、明らかに途方に暮れた家族や面倒を見る側の人のために書かれたものでした。権威的で医学的でした。それらは私が双極性障がいについて思った疑問点に何も答えてはくれず、ただ本を部屋に置くだけで巨大な道具を持っていて、すべての本のタイトルの字が世界に向けてがなり立てている感じがしました。もう少し正直で、カッコよくて、初めて精神科の医療というものに向き合った普通のティーンや若者のためにもう少し共感的な本が必要だと思いました。

この本がそれです。

この本は、主にどのように双極性障がいと付き合っていくかについてですが、双極性障がいについてどのように考えたらいいのかも扱っています。双極性障がいを脳の中の化学的バランスの悪さと考えてもいいし、単にテレビゲームや心の旅、実存主義についての崩壊、ただのくそみたいな昔からの痛みと考えてもいいのです。

もしあなたがこの本を読み始めて、双極性障がいと診断されたところなのであれば、ジャングルへようこそとお伝えしましょう。ここにいるクモは人の顔ほどの大きさだから、虫よけスプレーを持ってきているといいのですが。薬は飲みましたか？　ＯＫ。

さてジャングル探検を始めましょう。

目次

第1章

いったい何が起こったの？
――診断名とは別の実相

1

どのようなことが起こったのでしょうか？

授業でビートルズについて調べていたとしましょう。それでその学期の終わりには自分がビートルズの一員だと思ってしまいました。またガールフレンドを見つけようとしていて、成果が上がらず一年経つ頃には死のうとしていたりしたのです。完璧にハッピーな夏を過ごしていて、すっかり我を忘れてしまったり、あるいは冬に悲しくなって、春がきてもまったく気分が回復しなかったりしました。太陽は輝いていました。車はクラクションを鳴らしていました。ラジオは面白そうなものを放送していていました。ベーグルをトーストしたり、Xボックス（テレビゲーム）で遊んだり、親友に死後の世界について話したり、ギターの音合わせをしたりしていました。

そのときUFOがやってきたのです。

あなたは双極性障がいと診断されました。診断というUFOが太陽を覆い隠し、突然さらわれました。ハッチが開いて入ってきたのは医師、精神科医、薬、病院そして病気についての本です。そいつらはあなたをストレッチャーに縛りつけ、消えないマーカーで胸に双極性障がいと書きなぐりました。あなたは抑圧にもがきながら、「私は双極性障がいなんかじゃない！あの子がそうよ！　あいつがそうよ！　私じゃない！」と叫びました。医師は二個のデパケン錠と水を持ってきました。「誤診よ」とあなたはうなりましたが、錠剤を飲み下しました。

ようやくUFOは離れていきました。しかし積荷は残していきました。薬、医師そして双極性障がいがそこに残りました。驚天動地の遭遇の後、がれきの中から抜け出すことができました。生き残りましたが双極性障がいは残りました。身体の片側には光線銃をさげ、もう片側には今回与えられた抗精神病薬や気分安定剤の容器です。あなたは診察室を出るのです。

何が起こったのでしょうか？

双極性障がいという診断に向き合うことは、その診断に至るまでに経験したうつ病エピソードあるいは躁病エピソードのときと同じくらいつらいことになるかもしれません。トラックに轢かれたその場で、これからの人生でまた何度かトラックに轢かれることになる、しかもそのトラックはだんだん大きくなっていくのだと聞かされるようなものです。しばらくの間、自分は精神的な病気だと言われてしまうほどに気が変になっているのだということしか考えられなくなります。これまでずっと、自分は幸せで、健康な人間だと考えてきた場合は、精神障がいの診断を受け入れるのは特に難しいのです。診断が人生にのしかかり、それが起こった以前に戻りたいとただ願うのです。前と同じになりうるのでしょうか？　どうして私は双極性障がいだと決められたのでしょうか？

重い精神障がいを持っていると告げられることは、とてもショッキングなことです。ところで「双極性」って何でしょう？　実際私が何だって言いたいのですか？　この章は、白衣を着た専門家たちが診断を下すとき、何を考えているのかを理解するためのものです。専門用語や精神医学、そして「双極性」といった病名に関係することすべてを憎むにしても、これは知っていないといけません。何に、そして誰に向き合うのか理解するためです。結局、これから先の人生ずっと、双極性障がいに対処していくことになる可能性は高いのですから。

双極性障がい？　誰がそんなことを言うのでしょう？

担当医はあなたをまじまじと見て、双極性障がいの顔をしていると判断するのではありません。残念ながら、双極性障がいのための血液検査はありません。しかし誤診の可能性を減らすかなり厳格な診断ガイドラインがあります（誤診もよくありますが）。医師は双極性障がいの診断を下す前に、患者の症状について他に原因となりうるすべての疾患を除外することで誤診を防いでいます。

双極性障がいの診断を下す前に精神科医は四つの事柄を検討します。現在の症状、既往歴、家族歴、そしてこれまでの経過です。医師は何百という人を診てきていて、何を見出したらいいかを知っています。パターンを見つけるのです（「うゎー、間髪を入れず、ずーっとしゃべっている。また一週間もろくに眠っていない。そして叔父は双極性障がいで、それに四つも仕事を変わっている。これらは双極性障がいにぴったりだ」）。あなたはもちろんカッコよくて、ユニークな人です。しかしあなたがどう思おうと、あなたには私たちの文化の中でみられる躁、軽躁、あるいはうつの人の大小の典型的な行動や特徴がいくつもあるのです。どれだけ言い逃れしてみても、その靴が五本の指にぴったり合えば、その靴を履かされてしまいます。マジックテープの靴がお気に召すといいのですが。

双極性障がいの証拠

1. 現在症

うつ状態なのか躁状態なのか？　眠れない、ちゃんと考えることができない、あるいはいつも泣いているといったことがあるでしょうか？　早口でしゃべっているでしょうか？　あなたは自分が正常に行動しているともちろん感じているかもしれませんが、自分について正確に把握するのは非常に難しいのです。時とともに、精神科医は躁状態、あるいはうつ状態の行動をベースラインの行動と比べることができるようになります。（例えば、主治医はあなたがただいつも早口でしゃべるだけだと考えるようになります。そうなるとそのような人というだけで、特に問題ではありません）。しかし初めての診察における診断では、精神科医は一般的な人と比較するしかないのです。

2．既往歴

例えばてんかんや糖尿病のような、あなたの症状の原因になる他の病気があるでしょうか？　コカインをやっている？　妊娠している？　脳腫瘍がある？　あるいはただおなかが減っている？　多くの医学的状態に双極性障がいと共通する症状があります。双極性障がいと診断する前にそうしたありうる原因を除外したいのです。

3. 家族歴

叔父のバーニーが精神障がいとして挙げられますが、他に誰か家族のなかで精神障がいの診断を受けた人はいるでしょうか？　親戚でうつ、躁、あるいは精神病で入院したことのある人は？　精神障がいの治療でカウンセリングを受けている、あるいは薬を飲んでいる人は？　双極性障がいは遺伝性が高い疾患で、家系に誰か双極性障がいの人がいるのなら、あなたも双極性障がいの可能性があります。

4. これまでの経過（精神科的現病歴）

三か月前に単極性うつ病と診断を受けたのに、いまやエネルギーにあふれ、眠れないでいるのでしょうか？　他の精神障がいだと診断されたことは？　担当医は、症状の原因として単極性うつ病、統合失調症、その他可能性のある精神疾患を除外したいでしょう。医師は、この一年間、あるいは数年分の気分の変化図を書いてみるように言うかもしれません。（それで十分資料がそろうというわけではないが、それでも多分役に立つでしょう。）

「双極性」とはパターンを示す用語

醜いから、あるいは医師に気に入られないからといって双極性障がいと診断されることはありません。しっかり現実を見ましょう。医師のほうが醜くて、医師のパーソナリティのほうを直す必要があります。あなたの症状が、多かれ少なかれ複数の人にみられる特徴あるパターンに当てはまるから双極性障がいと診断されたのです。私たちは現在のところそのパターンを双極性と呼び、薬と話し合いによって治療しています。過去には、その同じパターンが別の名前で（例えば、ヒステリーなどと）呼ばれ、違った方法で治療されていました（例えば、水治療）。将来きっとまったく別の名前で呼ばれるでしょうし、治療も心を融合させることや微小端子によるものになるかもしれません。文化圏が異なれば、私たちが双極性障がいと呼ぶ病気は他の名前を付けられていますし、他の症状やまったく別の説明があるでしょう。

精神疾患はヘルペスのようなものではありません。「口内ヘルペスがあるのはヘルペスウィルスに感染しているからです」といえるでしょうが、「眠れないのは双極性障がいがあるからです」とはいえません。不眠は他のいろいろな原因でも説明がつくからです。ヘルペスは必ずヘルペスウィルスが原因です。

双極性障がいの診断を受けることは、何かあなたの中に隠れているものを引き出したり、明らかにしたりはしません（結局、あの人は突然変異体だったのだとか）。もうすでにそこにあるものを記述しているにすぎません（「ああ、これらの症状は双極性障がいのパターンなのです」）。双極性障がいと診断されてあなたが変わるわけではありませんし、あなたにこれまでなかったことが起こることもないのです。ただ、「気分安定剤を服用すれば、多分恩恵を受けられるんですよ」と言っているにすぎません。

診断を受けたことをそのように考えると、終身刑のようにとらえたり、自己同一性への攻撃だと考えたりするよりもずっと痛みが少なくなります。精神医療に携わる人々が何と命名しても、双極性障がい、ヒステリー、迷走性子宮、あるいはただの悲哀反応といわれようとも、あなたは依然としてあなたなのです。誰でもそれをどう呼ぶかによって心もちを変えます。あなたも変えてもいいのです。双極性障がいというのが自分の経験を正確に言い表しているとは思えませんか？　それならば慢性睡眠課税主義者、あるいは急性ポルノ女優過剰同一性症候群というのはどうでしょうか。どう呼ぼうが、どう考えようが、どう対処しようが、あなたは一人の人間です。症状の集合体でもなく、ＤＳＭ（アメリカ精神医学会作成の診断基準）に登録されているわけでもありません。何ものもあなたの実体は変えようがないのです。あなたの状態を記述する完璧な方法が、「双極性障がい」であるかどうかにこだわる必要はありません。ただ双極性障がいに有効な治療法があなたに役立つかどうかについて考えてほしいのです。

診断への対処

双極性障がいと診断されることは、ひどい二日酔いの後に起き上がって、ぼんやりとしか憶えていないおかしな行動の間に、自分が望んで上腕に刺青を入れたことに気づいたようなものです。ただの刺青ではなく、一角獣を食べている蛇の大きな古風な刺青です。その蛇は二十センチもの高さで幅が十センチもあります。カッコいいといえばカッコいいし、おぞましいといえばおぞましい蛇です。あなたは茫然とそれを眺めます。ぼんやりと入れ墨パーラーに行ったことを憶えていますが、なぜそんなことをしたのでしょうか？　一角獣を飲み込む蛇の刺青を入れることになった成り行きを必死に思い出そうとします。罪悪感、怒り、困惑、否認、吐き気をひととおり感じます。そして今からの人生をこれと一緒に生きていかないといけないことを悟るのです。さらにこれからの人生、この新しい刺青をどうとらえるかは、まったくもってあなた次第なのです。

言葉、記述、表現

心理学の分野ではすべての事柄に対応する言葉があります。すごく速くしゃべることを表す用語があり、すごくゆっくりしゃべることをいう用語もあります。寝室じゅう便をなすりつけるのを表現する用語もあります。

診断を受けたときの反応に対する用語もあるくらいです。診断を拒絶する？　あなたは「軽く受け流して」います。病気とラブラブになりたい？　あなたは自分の双極性障がいらしいところに「過剰同一化して」います（ハハー、私はこんなにお天気屋さんなのよー）。用語を並べたてているとよくわからなくなってきますが、あなたにも起こることですから、知っておいたほうがよいでしょう。

一角獣を食《は》む蛇へのガイド――過剰同一化から軽く受け流すパターンまで

目が覚めたら刺青（診断）です。さてどうしますか？

軽く受け流す：「ホホホーッ、きっとただの冗談でつけた刺青シールよ。きっとシャワーで落とせちゃうわよ」

や や 軽 め：「この刺青は本物よ。でも今後は一生これが見えないように長袖のシャツを着て過ごすわ」

中 程 度：「この刺青と暮らすのは、あばずれとの合いの子になることよ。私ってばかね」

中から高度：「倶利伽羅紋々を見せて歩くのよ」

過剰同一化：「この刺青は私そのものよ。これから蛇の皮膚と、頭には角をつけてもらうわ」

過剰同一化から軽く受け流すパターンまでへの直言

診断を軽く受け流しているというのは、診断を拒絶し、自分のアイデンティティーに診断を組み入れたくないということです。何かの間違いだったと考えているのでしょう。もしくは自分が双極性障がいという疾患を持つことを受け入れたとしても、二度とそうは呼ばれたくないのです。

過剰に受け入れているという場合、あまりに多くの自己アイデンティティーを双極性障がいと結びつけてしまいます。多分過去を目の細かい櫛でさらうように、自分がこれまでしたことすべてについて双極性障がいの遺伝子を持っていたからだという手がかりを探し回るのです。あるいは他の活動をすべて中止し、双極性障がいのことばかり考えて、誰がどんなことを言っても、何もかもＧＡＢＡレセプターに結びつけて考えるのです。

多くの人が、双極性障がいと診断を受けた最初の一年、あるいは数年の間、軽く見てしまったり過剰に受けとめたり、あらゆる状態を体験することになります。自分が双極性障がいだと受け入れた日があるかと思うと、次の日には大泣きしてそんなことはもう考えたくないと思うのです。私が双極性障がいと診断を受けたのは何年も前ですが、目が覚めて「本当に？　うそでしょ！」となる朝がまだあります。そしたらボーイフレンドが寝返りをうって、「そのとおりや」というのです。そして私は「そうなのよね」と応じます。

気持ちについて語ろう

診断についてどのように思っているとしても、他にもあなたと同じように感じている人がいます。最近双極性障がいと言われて、失われた自我への悲しみに暮れているパンク音楽好きのスケーターはあなただけではありません。大失敗の罪悪感に苦しむタイプAパーソナリティの人は他にもいます。インターネットで医学検索をし尽くしたオタクは、専門的意見として医師たちは正しいが、ガバペンタン（抗てんかん薬）の取り込み領域のさらなる研究が必要だと思っている、そんな人もいるでしょう。この一年、あるいは一生の間、その時どきで次に示したような思いを持つことになるかもしれません。


「これが真実でありうるはずはない」

「結局一つの説明さ！」

「まちがいだよ」

「私の失敗です」

「カッコいい！」

「悪いのは両親だ！」

「もっと強く／賢く／もっと注意深くあるべきだった」

「それで納得がいく」

「現実のこととは思えない」

「私の人生ってもうダメなの？」

「まだ卒業ってできるのかしら／詩人になれるのかしら／ボーイフレンドは見つかるかしら／出世はできるのだろうか？」

「このまま死んでいくのだろうか？」

「昔に戻れたらいいのに」

「あんなにたくさんの麻薬を使うべきでなかった」

「教会から離れるべきではなかった」

「これは夢じゃない？」

「こんなこと完璧にばかげているわ」

「こんなこと誰にも言えない」

「双極性障がいはひよっこがなるものよ。真の男や女は双極性障がいにはならないわ」

「双極性障がいは本当の病気ではない。精神医学のはかりごとよ」

「何なのよ?」

「サイエントロジー!（訳者注：L・ロン・ハバードが創始した新興宗教の一種）導きたまえ、神様。

レベル・ワンはクリアしました!」

「もう、不機嫌な放浪者になるしかないのです」

「これからの人生どうしたらいいだろう?」

「こんなことではもう生きてはいけないわ」

「もっと早く誰か言ってくれたらよかったのに」

「この話はもうやめてもらえるだろうか」

「これから一生薬漬けにならないといけないの?」

「私はきちがいってこと?」

「こんなの耐えられない」

「こんなこと本当にどうでもいいじゃない」

「だから何よ！」

「何という祝福！」


これからの人生、自分が双極性障がいだという事実が心にない時間はたくさんあります。反対に双極性障がいのことしか考えられない時もあります。私の言うことを信じてください。あなたは慣れるでしょう。

なぜ双極性障がいになったのでしょうか？

自分が弱いため、怠け者なため、悪い人間のため双極性障がいになったのではありません。神様があなたに罰を与えるためになったのでもないのです（私が以前話をした瞑想指導者は、双極性障がいは前世の悪いカルマのせいだと言っていました。それでは蟻も踏んづけられませんね）。

多分遺伝的になりやすかったのと、その遺伝子を発現させるきっかけになることがあったため、双極性障がいになったのです。遺伝的な時限爆弾の引き金が引かれることを「発症」といいます。双極性障がいの発症の年齢は、一般的には十代後半から三十代後半までです。ただし今日はそれ以下の子どもも年長者も双極性障がいの診断を受けています。

双極性障がいを発症したことに罪悪感をおぼえているのなら、その必要はありません。実際に発症を避けるためにできたであろうことは何もないからです。子宮の中にいるうちに自分の首を絞めることはできないのですから。遺伝的要因がある人でも双極性障がいを発症しない人がいます（ちょうど乳癌の家族歴があっても発症しない人がいるのと同じです）。双極性障がいが出てきていても、ただ生きてきただけで、発症原因になることを何かしたわけではありません。

双極性障がいになった人には、その人自身の特有の発症の物語があります。「ただ初めて就職して、ガールフレンドができて、両親が離婚しました。それからおかしくなりました」「遅くまで起きていて、マリリン・マンソンを聴きまくっていました。それからどんどんおかしくなっていきました」。一つ言えることは、人は物語を語りたがるのです。無からあらわれるのではなくて、特定の出来事と絡んで双極性障がいが発症したとすると、より納得しやすいのです。双極性障がいの環境的要因は十分解明されてはいませんが、多くの考え方で共通していることの一つは、生活様式が変わった時期やストレス、あるいは大きな人生の転機（ポジティブな意味でもネガティブな意味でも）の時期であることです。でも本当に特定の何かなのでしょうか？　十代や二十代でストレスや生活様式の変化、大きな人生上の出来事がない時期なんてあるのなら言ってみてほしいですね！

文化によっては、精神疾患の物語が霊的な事柄に着目することがあります（「彼は幽霊にとりつかれているんです」）。あるいは生化学的なことではなく家族関係に焦点が置かれることもあります。私たち西洋人の物語は科学的には正確かもしれませんが、精神疾患を想うのに最も有益で共感的な方法とは必ずしもいえません。幽霊にとりつかれていると言うほうが、神経伝達物質の無秩序な振る舞いに困っていると言うよりもあなたにとって意味を成し、ぴったりくるのであれば、どうぞあなたの物語を語ってください！

さもないと、ＵＦＯと戦う準備をしなければならなくなります。弾丸を込めて、射撃準備をやりますか？

予知する（私は一生病気なの？など）

私は、インターネットのニュースで双極性障がいというキーワードを登録しています。双極性障がいと診断され、服薬を中断したと考えられる行方不明の人に関する数件の警察のレポートを毎日私は見ています。双極性障がいの人の関わる殺人や自殺のニュースも見ます。さてあなた自身を振り返ってみて。あなたは双極性障がい？　本当に？　では、あなたは行方不明者になったり、殺人者になったりしますか？　多分違うでしょう。人生には自分で制御できることとできないことがあります。でもあなた自身の状況で、自分の行動をできるだけ統合できて、しかもそれが早くできたら、ステキで幸福で面白い人生、ニュースになる必要などない人生になる公算は高いでしょう。

誰しも予後は異なるのですが、一般的には次のようになります。双極性障がいだったら、あなたの人生はひどいうつの時期と正気でないような躁あるいは軽躁状態の時期、たくさんの薬、多分時には幻覚や妄想のある精神病状態、もしかすると一回か二回の入院（いや十回？）を経験します。これらすべてのことを経験するかもしれませんが、それでも楽しく意味のある建設的な一生が送れるのです。

　こんなふうに考えてみてはどうでしょうか。あなたは森に小屋を建てていましたが、台風が来て、通り過ぎたとき、あなたの手元にあるのは虫が食っている二、三本の木材とのこぎりと釘が数本だけでした。木材を火にくべ、釘を踏みつけ、足を切り落してそれをなげきますか、それともまた新しい木を切り、小屋を建て、充実した人生を送りますか？　すべてはあなたにかかっています。あなたは自分の運命に発症前と同じ力を行使できます。異なった材料で始めるだけです。

　あなたは自分自身の心という偉大な力で能力を発揮することができます。双極性障がいであろうがなかろうが、あなたにはまだ選択権があり、それを決定し、実行していくのはあなたしかいないのです。

自分が双極性障がいではないことを証明する8つの方法

1．凛とした顔と中立の感情を常に保つこと。これがあなたの気分が完璧に安定していることを示すでしょう。

2. ニュースで双極性障がいについて何かを聞いたときにはいつでも大笑いをして、次のように言うのです。「ホ、ホ、ホー、私はそんな異質で恐ろしい苦痛にさらわれないよう完璧に気をつけていますよ」。

3. ウサギのマークが薬についていると、その薬は楽しみのためのドラッグなのかなと思えます。ふわふわした服とプラスチックのビーズを身にまとうと他の人は、あなたをライブが好きな人と考えてくれます。

4. 入院したときには、自分は「潜入ジャーナリスト」で、入院が実際にはどんなものかを体験しようとしているものだと言います。

5. あまりに落ち込み、外に出られないとき、社会的行事で自分の役をするそっくりさんを雇います。

6. 自分よりもっと極端な人たちを集めておきます（演劇科の学生、まだ回復していないジャンキー、サーカス団員）。そうした人たちと比べるとまったく双極性障がいではないように見えるでしょう。

7. 自分が完全に普通で、非双極的生活を送っているにせブログを始めるのです。例えば「モールでの楽しい一日」とか「新しい猫はかわいい！」といった記事を書きます。

8. 精神病になった人には絶対になれないような高度ですごい職歴をゲットするのです。そうすればわかります！

第2章

躁状態、うつ状態、精神病状態、何とまあ！

——双極性障がいという嵐のような旅

精神障がい者はときに無分別な状態になります。しかし多くの時間は、精神障がい者もごく普通の情緒を保っています。この章では、躁、うつ、精神病状態、ラピッドサイクラー（急速交代型）、混合状態の精神医学的定義について述べます。そして双極性障がいでない状態についても説明します。結局、自分のすべての情緒を双極性障がいに帰するのはとんでもないことだということです。

自分は躁ではない、ただテンションをあげているだけ

双極性障がいの症状について見ていく前に、「ハイフィー（hyphy）」について話しておきましょう。ハイフィーとは、大げさな動作でやたら動き回ってダンスしたり、行動したりするようなサンフランシスコ地域発祥のヒップホップスタイルのことです。大きなサングラスをかけ、すごく酔っぱらって、バカをするのです。特に派手なバカをするやり方として、車のギアをニュートラルにして前進しながら運転席を離れ、ボンネットの上でダンスをします。これを「ゴーストライディング（幽霊が乗っている車）」と呼びます。E40やミスターF．A．B．といったアーティストたちがこのゴーストライディングについてたっぷり描いた曲を発表しています。

さて考えてみると、こうしたバカをすることは、まったく躁病エピソードのように思えます。薬物乱用、多弁、やたらと踊りまわる。危なっかしく、誇大な活動で、スターになったかのようです。でも、これ以外のときにはまったく正常のバスケットボール・プレーヤーは、毎日テンションをあげていますが、彼らを双極性障がいだとあげつらう人はいません。躁状態とただ単にテンションをあげている状態との違いは何でしょうか。

ミスターF.A.B.によるアメリカ精神医学会用語についての解説

テンションをあげている（ハイフィー）	「よう、兄弟、ボンネットに乗って車を転がし。それを You Tube にアップしよう。兄弟、ハハハー。皆気に入るよー、ウォー」
軽躁状態	「よう、兄弟、車を止めろ。おれたちが今からゴーストライディングをするぞ。ヤーヤー、車を止めるんだ。これから今すぐやっちまうことが必要なんだ、ハハハー」
躁状態	「おれはミスターF.A.B.様だ。ウエスト・オークランドで誰よりハイフィーでイケてるゴーストライダーだ。おれはこのレクサスをクレジット・カードで買って、ゴーストライディングをするんだ」
精神病状態	「天使一族がこのおれのゴーストライディングを見ていて、悪魔がゴーストライディングをしろという歌を直接おれの頭に響かせている」
テンションをあげていない	「あんちゃん、おれはただどこかに止まって、トロピカル・ジュースがほしいだけなのよ」
うつ状態	「他の人のゴーストライディングを You Tube で見るのはとっても悲しいわ」
重度うつ状態	「ここ一週間ベッドから出ていない。僕が考えることといったら、自分の人生をミスターF.A.B.と比べて何とひどいかということだけだ」
自殺念慮	「家族と友人にさよならを言って、ボンネットの上で踊りながらその車で僕を轢いてくれる人を一生懸命探しているんだ」

この表を見るとゴーストライディングを巡る状態にも行動の幅が大きいことがわかるでしょう。これは、ミスターF．A．B．の正常範囲のテンションをあげている状態・そうでない気分状態を仮定し、そこから行動がどう偏位しているかによって、躁状態、あるいはうつ状態などを分類しました。これから双極性障がいの諸側面について医師が同定するために使う、DSM－Ⅳ（精神疾患の診断・統計マニュアル第4版）（訳者注：現在は二〇一三年に改訂されたDSM－5が使われているが、双極性障がいに関してはほとんど変わっていないため、本文もそのままにした）に示された診断基準について説明します。DSM－Ⅳとは私たちが現在のところ信頼する、すべての精神疾患についての診断基準を記載したアメリカ精神医学会の出版した分厚い本です。ジュークボックスの中の曲が移り変わるように、DSMでの精神障がいの分類は常に変化しています。例えば一九七三年まではホモセクシュアリティーは一つの精神障がいとして記載されていました（一九七三年以前のアメリカ精神医学会さんへ、お前たち皆ラリってたんじゃないのかな）。

DSM－Ⅳが精神疾患の完璧なガイドブックだといえないことはいうまでもないことです。過去にDSMに記載されていた病気のいくつかは現在ではもう病気とはみなされてはいません。妊娠と違い、スティックで尿検査をしても双極性障がいであると判定はできません。定義は時が経つにつれて進化します。そして百年後には双極性障がいという疾患は、ヒステリーという疾患が今日考えられているように、古めかしいと思われているかもしれません。これから述べる内容は、躁状態、軽躁状態、うつ状態の一般的な症状とそれらがどのように感じられるかということです。これは生活上のすべての経験をそのどれかに当てはめたくなる衝動に抵抗するのを助けるためでもあります。

普通の幸福感、普通のエネルギー――フレー！

双極性障がいなどの主要精神疾患と診断されてしまったら、すべてを躁、軽躁かうつとして再解釈したくなるかもしれません。でも本当は、人生のすべての瞬間がうつや躁とは限らないのです。多くの時間、あなたは元の素のあなたですよ。普通の幸福とエネルギー状態は、そう、正常なので、凧揚げへの情熱を病理化する必要も、最近の恋愛での成功を軽躁に帰する必要もありません。あなたは、実生活で多分魅力ある、愛すべきエネルギッシュな人なのです。よかったね！　躁病でなくても野心があり、冒険的で、楽しいことが好きでいられます。正常な状態と躁状態あるいは軽躁状態の重大な違いは、現実や自分自身の能力についての認知がずれてしまい、このずれが他人との関係や仕事の遂行能力を妨げ、混乱させるかどうかです。もし普段から陽気な見知らぬ人と仲良くなることが好きな、ダンスホールの主役なら、いいのです（いつもどおり楽しんでね！）。もしいつもは壁の花で、急に自分はセクシーな背中の人気シンガーだという思いに取りつかれた人なら、そう、それは多分正常ではないでしょう。さて、はっきりさせましょう。あなたは成長し、変化し、新しいことをやっても、何をしてもいいのです。明晰な頭脳で実行したのなら、いかなる行動をとろうと正常だと考えられます。普段と違う論理、あるいは論理がいつもの自分とは根本的に違う考えに基づく計画を実行に移したのであれば、あるいは周りの人があなたの通常の行動からは明白にかけ離れた行動になっていることに気づいたならば、心配ですね。カッコいいと思ってスカイダイビングに行くのなら正常です。自分が無敵の神であると一時的に信じてスカイダイビングをするのなら異常です。おしゃべりな人柄は正常。一日中立て板に水で話し続け、友人たちが皆、あなたを見つめているのなら、それは異常なのです！

躁病

ゴーストライディングはさておいて、躁病とは何でしょう？　また自分が躁状態かどうか、本人あるいは他の人たちは、どうしたらわかるのでしょう？　自分自身の能力が劇的に大きくなったように確信していれば躁です。もともとの人格とは全然違う行動を始めたり、現実からかけ離れた計画を立てたり、大げさで非合理的、コントロール不能な行動を始めたりしても、躁状態です。自分で自分が躁状態だとわかることは、少なくともすぐには、難しいでしょう。でも他の人が気づくのはたやすいのです。自分が有名人だと思い、何でもできると信じ、そして連邦制度準備理事会に経済不況を鮮やかに解決する策があると何度も何度も電話します。食べなくても眠らなくてもいいと感じ、まったく知らない人とも大きく強い絆を感じます。言葉が洪水のように口からほとばしり出ます。ショッピングモールの警備員の仕事をあまりにもまじめに考え、徹夜してモールの安全策のため新改良計画を立て始めます。しかも数日の間休むこともなく、精力的に取り組み続けるのです。「これはとても大切だ。人々はすべての時間をモールで過ごすんだよ？　だから安全第一だよ？　モールの安全性、それがモールに求められているんだ、モールに」。友人と家族は何か変だと気づき、あなたを説得しようとします。「ねえ、今晩はエスカレーターの危険性について話し合わなくてもいいでしょう?」。

医学的には、躁病はＤＳＭ－Ⅳに次のように定義されています。異常で、持続的に発揚し、快活あるいはいらいらした気分が、少なくとも一週間続く（入院が必要であれば長さは問いません）。したがって一日だけコーヒーをやたらに飲んで、フェレットみたいに走り回るのは、躁病エピソードとはみなされません（動物のように動き回り、拘束・入院させられたりしなければ）。ＤＳＭ－Ⅳでは躁病に七つの症状を挙げ、ひどい躁病相のときには通常少なくとも四つ以上がみられるとしています。(*)

1．自尊心の拡張、あるいは誇大性

自分が有名な、重要人物だと思い込みます。あるいは、特別な能力があると信じてしまいます。美術クラスのなかで他の誰よりもうまく絵が描けると突然悟ります。そして、ＭｏＭＡ（ニューヨーク近代美術館）に凝った美術陳列室を作る計画を立て始めます。ゴッホの隣にあなたの作品を陳列するのです。教師は、あなたがそれまでの普通の謙虚なパーソナリティから激変したため戸惑っています。

2．睡眠があまり必要でなくなる

バーからの帰宅が午前三時ということが続きます。今夜は一時間の仮眠をとり、ひとっ走りしてから家にペンキを塗り、友達全員を呼んでディナー・パーティーを開きます。睡眠とは不届きな言葉ですよね。

3．普段よりよくしゃべる

話すことをを強制されたようになります（話さないといけないような気持ちになります）。そして表現する必要がある考えが山のように出てきます。友人や教師は、あなたが何を考えているのか落ち着いて説明してほしいと頼むのですが、それをするのが難しいのです。

（＊）*DSM-IV* (American Psychiatric Association[DSM-IV-TR], 2000).

4. 思考奔逸

あなたの心は疾走する列車、あるいは複数路線を急行する数本の列車のようです。思考のペースを緩めることはできずに、考えは狂気じみた結論へと飛躍します。最初アイデアがどんどん出てくる感覚が心地よいと感じるかもしれませんが、後になると圧倒されて恐ろしくなってきます。

5. 注意散漫

「何?」というふうに注意が逸れます。

6. 目標設定活動の増加、あるいは興奮

あなたは非常に重要なプロジェクトに取り組んでいて、それがうまく進行するためには三つの他のサブプロジェクトをしなければいけないことがわかっています。そのため図書館で二十冊の本をチェックして、対象としている領域のすべての側面についてリサーチを始めました。他の人たちが自分のプロジェクトの重要性をわからないのが理解できません。あなたはもっともっと動かないといけないと感じています。

7．快楽行動への没入（買いあさりをする、性的に無分別になる、ばかげた商売へ投資をするなど）

バーに行って、リアーナのシングルが一曲流れる間に三人といちゃいちゃしたりしてしまいます。バーの客一人ひとりにおごり、それからタクシーを呼び止め、帰宅する際に運転手にチップ百ドルを渡します。自分の知っている人誰もかもに高価なプレゼントを買いたくなります。

ＤＳＭ－Ⅳの定義では、躁病としてはこうした症状は非合法ドラッグ使用の結果であってはならず、通常の生活を荒廃させるくらいひどいものでなくてはならないとしています。精神病状態が、躁病相エピソードの一つの症状となることもあります。

躁病体験は一人ひとりで異なります。すごく高揚して素晴らしい時期として経験する人もいれば、極端にいらいらして楽しくもなんともないという人もいるのです。躁病は一連の状態像であり、あなたの正常の行動とパーソナリティを増幅したものなのです。躁病エピソードは入院あるいは自傷に至ることがあり、そしてばかげた行動をとって貯金を使い尽くしたり、刑務所に入ることになったり、後で恥ずかしい思いをすることになったりします。躁病はまた独特の行動力を与え、たいていの人には近づけないような心の領域への扉を開くことがあります。他の文化圏では躁病は違った名称を与えられ、宗教的体験とみなされているかもしれません。重要なことは、時代により移り変わる定義ではなく、人それぞれ異なる結果です。啓示や神秘的体験の効能を得る人もあれば、ただみじめさが残る人もいます。

躁病のまとめ

ここでは躁病がどのように発現するか見てみましょう。下記に示した番号は、先ほど挙げた症状の番号を示します。

例えばあなたはＩＢＭのコールセンターで働いているとしましょう。終日電話応対をし、顧客のコンピューター・トラブルを解決するのを手伝っています。また顧客の質問や不満をデータベースに記録する必要があります。一週間を過ごす間に、あなたは一つひとつのコールの間の今まで気づかなかった関係性に気づき始めました（４）。データベースにＩＢＭの将来を開くことのできるパターンがあることを悟りました（1）。就業時間を大幅に過ぎているのにオフィスから退出せず、明け方の時間までこのパターンの解明を続けます（6）。パターンの解明が、食べることや睡眠よりもよほど重要です（2）。同僚や上司にあなたが発見したパターンについて教えると、混乱しているようです。それでもあなたは途切れることなく話し続けます（3）。あなたの発見がどれほど重要で革新的か誰もわかってくれないことにいらだってきます。ガールフレンドでさえあなたの偉大な発見を理解しませんが、彼女はブルンナー博士ならわかるだろうと、あなたが博士に伝えることを願っています。

軽躁病

軽躁病に関しては、躁病に準じますが、数段階軽くなったものとなります。それでも速くしゃべり、歩き、考えているのを、他の人に指摘されるほどです。一日のうちに小説を書き始め、ヨットを作り出し、エレクトロミュージックのアルバムをレコーディングしたりします。あるいは、突然自分は偉大なロック・クライマーになるんだと悟ってロック・クライミングのジムに加入したりします。眠りにつくのが難しく、他の誰かが話しているときにじっと座って聴くのも難しいのです。他の人たちの話や動きが、信じがたいくらいのろく感じられます。授業中座っているのがつらいのです。何時間も何時間も続くように思えて、もっと大切なやるべきことが他にあると思うからです！　いらいらするのと同時に高揚しているかもしれません。パーティーの主役です。しかしエンジンが熱くなっています。通りを踊りながら下り、この世はなんて幸せなんだという素敵な感覚に満ちています。あるいは、部屋の中を閉じ込められたハエのようにブンブン飛び回っています。

ＤＳＭ－Ⅳでの軽躁病の定義では、躁病と同じく七つの症状を挙げていますが、その違いはその発現が入院を必要とするほど重症ではなかったり、仕事や学業が通常のようにできないほど重症でもなかったりすることです。診断基準ではまた、あなたの気分や行動の変化が他の人からも観察されなければならないとしています（例えば、両親あるいは友人が、あなたがいつもより速く話していることやあなたらしくない判断をすることに気がつくということです）。軽躁状態はあなたの通常の状態からはっきりした変化を示しており、高揚した、誇大的、あるいはいらいらした気分が少なくとも四日続かなくてはならないとしています。軽躁病は、通常幻覚や妄想は伴いません。そしてエクスタシーなどの薬物を使ったことによる症状であれば、（少なくとも医学的には）軽躁病とはされません。

最近、軽躁の利点を述べた本がいくつか出版されています。ジョン・ガードナー著、*The Hypomanic Edge*（軽躁病的切れ味）、そしてラナ・キャッスル著、*Finding Your Bipolar Muse*（双極という女神の発見）はいずれも、安全に軽躁病を活かして、生産性を上げ、創造的成果を生み出し、鉄道界の大物に、キャリア女性に、あるいはスケートリンク整氷車のドライバーになる方法を述べています。（この三つ、適当に挙げましたが、私が軽躁病についての本を書くとしたら、なろうとしたこと一つひとつについて各一章費やすことになるでしょう）。軽躁病によって、自信、才能、創造性、自尊心、魅力、そして知性の素晴らしい感覚を得ることができます。そして、それらすべてが大事を成し遂げる助けになりうるのです。でも一方で、明らかな不快感やいらいらを感じることもあります。ときには、この両方を同時に感じることもあります。私が軽躁状態のときは、走るのが大好きになります。なぜって、街路を飛び跳ねる楽しさがとてつもなくアップするからです。でも時どきその楽しさの下で、必死に回り続けるエンジンがどんどん早く早く進もうとし、私はいつもそれについていけるわけではありません。

友人が躁病、あるいは軽躁病にどう反応するか

自分の行動が異常かそうでないかを判断するいい方法は、友人や家族の反応に注意を払ってみることです。誰もあなたが躁状態であることに気づかず、手遅れになることもあります。しかし、あなたを知っている人は通常何か少し変なときに気がつくのです。完璧に合理的だと思ったIBMコールセンターのデータベースのパターンについての強迫観念は、友人の視点からは合理的ではありません。その友人はあなたが夢中になっているときでも、正当な洞察が持てるのです。以下に通常でない行動をしたときに友人たちがするコメントの例を示しましょう。友人たちは、あなたが双極性障がいであることを知らない場合でもこうしたことを言ってくれます。

「あなたの行動はきわめて強烈ね」

「あなたはあのプロジェクトにノンストップで、丸一週間働いてきたわね。眠っているの？」

「あなたはハイではないの？」

「何を言ってるの？　あなたはマイクロソフトの最高責任者じゃないのよ！」

「落ち着きなさい。あなたのやっていることは意味がわからないわ」

「あなた酔っているの？」


あなたが双極性障がいを患っていることが友人にわかっているのなら、以下のようなフィードバックをくれるかもしれません。


「少しペースが速くなっているわ」

「眠れてる？」

「こんなのまったくあなたらしくないわ」


こうしたことを聞かされるのは本当に嫌なことかもしれません。特に、自分は躁状態にも軽躁状態にもなっていないと強く思っているとそうでしょう。しかし、コメントには辛抱して付き合うだけの価値があります。信頼している友人の洞察は、病相が手に負えなくなる前に自分の暴走を止めるのに役立つからです。

うつ病と悲哀——その違いは何？

専門家たちがラスベガスで会議を開きました。食事とストリップ・ショーを楽しんだ後、臨床的なうつ病は、少なくとも二週間持続する一連の症状があり、普段の機能状態からの明らかな変化がみられると輪郭を定めたのです。もしうつ病を経験したことがあるなら、おそらく自分でその症状を列挙できるでしょう。一日の大半を占める悲しく、落ち込んだ気分です。普段なら好んでする活動に喜びを感じません。食欲と睡眠に変動があります。よく泣きます。疲れます。死のうと繰り返し考えます。極端になるとうつ病性昏迷になり、動くこともしゃべることもできなくなります。うつ病と同じ症状が、ビタミン欠乏症や慢性疲労症候群などの状態でもみられます。だから、医師は診断を下すときに他の要因を除外することが大切です。不幸なことに、双極性障がいの多くの人は一生の間に躁病相あるいは軽躁病相よりもうつ病相のほうを多く経験します。医師はうつ病と正常の悲哀とをどう区別しているのでしょうか。ＤＳＭ－Ⅳを見てみましょう。

1．その人自身の言明（例：悲しみや空虚感を感じる）、または他者の観察（例：涙を流している）によって示される、ほとんど一日中、ほとんど毎日の抑うつ気分

悲しみ、落ち込み、空虚を感じます。よく泣くでしょう。この感情が日々続くのです。

2．ほとんど一日中、ほとんど毎日の、すべての、またはほとんどすべての活動における興味、喜びの著しい減弱（その人の言明、または他者の観察によって示される）

友人と出かけたくない、洗濯もしたくない、ガールフレンドに電話をするのもジムに行くのもやりたくないのです。いつも楽しくしている活動も悲しく、しんどく感じてしまいます。

3．食事療法をしていないのに、著しい体重減少、あるいは体重増加（例：一か月で体重の五

パーセント以上の変化）、またはほとんど毎日の、食欲の減退または増加
食べるのが困難に感じられたり、悲しみを紛らわすためにアイスクリームを一箱全部食べてしまったりします。体が奇妙な感じになり、いつもとは違う渇望欲求となります。

4．ほとんど毎日の不眠または睡眠過多
夜、入眠あるいは睡眠を続けるのに苦労します。あるいはとにかく眠りたくなり、例えば毎日十二時間眠るようになります。

5．ほとんど毎日の精神運動性の焦燥または制止（他者によって観察可能で、ただ単に落ち着かないとか、のろくなったという主観的感覚ではないもの）
糖蜜の中を動いているように感じられ、周りからもそう見えます。電子レンジからオートミールの入ったお皿を取り出すのに三十秒もかかります。服を着るのにいつまでももたもたしているので、友人が待ちきれなくなります。あるいは興奮して、怒っているかのように歩き回ったりします。

6. ほとんど毎日の易疲労感、または気力の減退
別の教室へ歩いて移動しなければならない時間が恐ろしくなります。すごく疲れを感じます。疲れすぎていつもはできることができません。

7. ほとんど毎日の無価値観、または過剰であるか不適切な罪責感（妄想的であることもある。単に自分を咎めたり、病気になったことに対する罪の意識ではない）
自分は友人としてひどいことをしている、あるいは悪い人間だと極端な自責感を感じます。自分には人として価値がないように感じられます。

8. 思考力や集中力の減退、または、決断困難がほとんど毎日認められる（その人自身の言明による、または他者によって観察される）
決断したり、優先順位をつけたりすることができません。まず銀行に行くのか、図書館に行くかを考えることでほとんど死にそうになります。夕食に何を食べるか考えることができません。もちろん卒業論文のことも。

9．死についての反復思考（死の恐怖だけではない）、具体的に計画はしないが反復的な自殺念慮、または自殺企図、または自殺するためのはっきりとした計画

死に関係したすべてのことを考えるのをやめることができません。たとえ自殺したいと望まなくても、どうやってしようかと考えることをやめられません。

ＤＳＭ－Ⅳでは躁病と軽躁病の項と同じく、こんな病気とは違うよと注意を促しています。うつ症状は、薬物乱用、甲状腺機能亢進症、あるいは慢性疲労症候群といった医学的状態、あるいは愛する人の死に続いて起こる悲哀反応によるものではないということです。うつ症状は通常の機能状態から大きくかけ離れた変化がみられるもので、少なくとも二週間持続しているものでなくてはなりません。

通常の機能状態からの変化（通常ではない状態）があることとそれが持続していることというのがキーワードです。自分の世界が本質的に気が滅入るようなものになり、将来が根本的に冷え冷えしたものに思え、そしてそうした思いが長く続き生活力が失われていれば、それはうつ病の可能性があります。もし、ただ運の悪い日を経験していて、一時的に落ち込みを感じる

のならば、それは多分普通の悲しさでしょう。もし、ただある一日おなかがすかないということであれば、取るに足らないことでしょう。しかし、もし二週間、食欲、性欲をすべて失い、外出もしたくないのなら、それはうつ病です。二、三日本当にうつ病的症状があっても、それらがうつ病全開になる前になんとか立て直すことができることもあります（後でそうするコツを教えましょう！）。うつ病は、いくつかの面で風邪に似ています。うつがやってくることが感じられて、かなり早期に症状をキャッチすれば、それが病気に発展することを止める試みができます。でもいったんうつ病につかまってしまうと、それは長い期間固定化してしまう（訳者注：慢性化）ことがあります。

ちょうど躁病と同じように、うつでもバカなことをしてしまうことがあります。一方の極では自殺となりますが、それについては後でお話ししましょう。もう一方の極端なこととして、うつ病に陥ったときバカな思いにとらわれることがあります。前回のうつ病相の間、私はある普通の白いフェンスを見たとき涙がほとばしり出て、それはこれまでの人生で一番悲しいフェンスだとボーイフレンドに強く訴えました。（もし世界で最も悲しいフェンスを自分の目で見たければ、それはブリティッシュ・コロンビア州バンクーバーの二七六一西七街区にありますよ）。

軽躁病と同じく、うつ病もずっとコントロールしておくことができます。エネルギーが低下していることを活用して読書の時間にしたり、うつ病での経験を生かして偉大な詩を書いたりすることができるかもしれません。あるいは世界で一番悲しいフェンスのカタログ作成に乗り出すことになる可能性もあります。

軽い精神病状態への船出

初めて友人の一人に私が抗精神病薬を服用していることを告白したとき、彼女はにやっと笑って、「まあ、あなたはサイコパスなの」と言いました。「精神病」、「精神病的」という言葉は、メンタルヘルス用語のうち世の中で最も誤解されて使われている言葉のいい例です。まず初めに、抗精神病薬は現在精神病以外の治療でも広く使われています（例えば、睡眠確保や気分安定のため）。だからこれまで精神病状態に一回もなったことがないのに抗精神病薬を処方されても、取り乱さないでほしいのです。第二に、精神病状態はサイコパスとはまったく違うことです。「サイコパシー（精神病質的）」が意味するのは、暴力的で反社会的行動をとる傾向です。精神病は妄想や幻覚がある状態をいいます。それは他の人々とはまったく違った世界を経験していてそのことに気づかない状態から、幻聴と幻視を体験していて、この体験が周りの人々にはないことだと少しは認識できる状態までさまざまです。精神病状態は幅があるのです。「正常な」現実と非常に近い経験のものもあれば、かけ離れたものもあります。

幻覚

幻覚は、幻聴、幻視、幻触、そして幻臭ということもあります。そこに実際いない人が見えたり、命令する声が聞こえてきたりするのです。幻覚は多かれ少なかれ気味が悪いものにもなりますし、睡眠不足からも起こりえます。精神病の他の側面と同じく、幻覚も正常な人間の体験の延長線上にあり、面白いものから、人を怖がらせる危険なものまでさまざまです。

妄想

妄想は油断のならないものです。私たちの社会には、受容できる考えと、ハチャメチャだと思われる考えとの間に、非常に微妙なラインがあります。例えば、何百万もの人が「完璧に正常」

だと考える宗教的信念を持っていますが、それがもしただ一人の人間が信じているだけであれば、奇妙で風変わりなものと考えられるでしょう。DSM-Ⅳでは、「妄想とは外界の現実についての間違った推論に基づいた誤った考えで、他のほとんどすべての人が信じていることとは異なり、議論の余地のない明白な証拠や根拠があるのに、そう思うことであり、その考えは、その人の文化またはサブカルチャーの中の他の人に普通に受け入れられているものではない」としています。妄想のいい例は、誘拐犯の大物捕虜になるという考えですが、実際はその誘拐犯はマリファナをよく吸うルームメイトたちで、あなたが家にいなくても気がつかないような人たちなのです。もし妄想的なときに、友人にあなたの言うことは誤りだと言われても、それを信じるのは難しいでしょう。あなたは、友人たちこそ嘘をついていると考えるでしょう。だから友人のコメントを自分の考えが正しいことを後押しするような方向に解釈してしまうのです。

思考障がい

思考障がいはその人の話すことや書くものによって容易に明らかになります。一つの文から別の文へのつながりの意味がわからない、あるいは連想の仕方が他の誰にもわからないという特徴があります。例えば、「その飛行機は三時に空港を飛び立ちました。だからボウルの中のデイジーは、竜がそこに置いたんです」といった調子です。

洞察欠如

精神医学においては、洞察とは自分の行動や思考パターンが通常の自分と違っており、精神病からきているということを認識する能力を意味します。例えば、「頭の中の声は、実在の人から発せられたものではないことがわかる。たとえそれが実際に聞こえる声のように感じられても」というものです。

洞察は、精神病相のなかでも非常に幅があります。精神病が満開の病相を体験している人は、バスで自分の隣に座っている人がそのバスはヒンドゥー教の神のガネーシャが運転していることを自分と同じようにはわからないことがわからないでしょう。精神病を体験している別の人は洞察ができたり、失われたりで、交互に自分の感じている現実は他の人にはないものだとわかったり、他の人も同じものを経験していると信じたりします。また別の人は自分が見ているものを他人は誰も見えていないことをずっとわかっているということもあるのです。

私たちが精神病と呼んでいるものがシャーマニズムと結びつけて考えられていて、地下の（死者の）世界とのつながりとして称賛される文化もあります。

双極性障がいの他の側面も同じですが、私たちが精神病と呼ぶものの境界はしっかりとは定義されていません。一番重要なことは、あなたの経験が診断基準にどんなふうに位置付けられているかではなくて、それがあなたの人生にどのようにポジティブな影響を持つか、それとも破壊的な影響を持つかということです。例えば、幸福な人で洞察や自制、友人・家族の支援がたっぷりある場合には、精神病を霊的な体験として捉えることもできるでしょう。しかし、支援システムも洞察もなく、物質乱用などの併存がある人ならば、ただ悲惨な体験になるかもしれません。

双極性障がいに関するその他の側面

急速交代型

急速交代型は四回以上の躁病、あるいはうつ病エピソードが十二か月以内に起こったものをいいます。一週間、一日、一時間、あるいは一分ごとにも頻回な気分交代があることもあります。気分の上下が加速しており、そのため治療もより難しくなります。しかし、いいニュースがあるのです。急速交代型は一生続くものではありません。薬物使用やライフスタイルといった要因がエピソードのサイクル加速を促すので、ライフスタイルの変革が大きくサイクルを減らすことにつながります。

混合状態

それはカラメルソースと肝油が両方入ったおいしいサンデーを怒りという食欲をそそるワッフル・コーンにのせて出されるようなものです。混合状態とは、躁症状とうつ症状を同時に、少なくとも一週間経験する状態をいう用語です。一般的には二つの類型に分かれます。不機嫌な躁病と激越うつ病という陰と陽です。前者は怒りや自殺念慮といったものを伴う躁病であり、後者は軽躁状態を伴ううつ病です。混合状態は「バニラ躁病」あるいは「バニラうつ病」ほどには知られておらず、多くの人々の体験する実際の混合エピソードは診断基準を満たしません。急速交代型も混合状態もグレーゾーンの一つで、次の一世紀の間に定義が見直されていくことになるでしょう。

循環気質

これは軽度双極性障がいとされることもあるもので、通常気分の間に気分変調（うつ気分ですが、軽度のために大うつ病とはいえないもの）の時期、軽躁症状の時期が混在するものです。「おい、誰だってそういうことはあるんじゃないか。娑婆全体が循環気質だとでも言うのかい？」。

そうではありません。DSM－Ⅳでは、症状が患者を臨床的に明らかに不快にしたり、仕事上の、または社会的、個人的な機能を妨げていると明記してあります。さらに、循環気質における爽快気分とうつ気分はライフイベントに反応したものではなく、はっきりした理由なく起こってくるもので、少なくとも二か月ごとに一つの病相が起こります。循環気質はときに双極性障がいに発展します。双極性障がいと同じく遺伝的なものです。

これらの症状についての備考

ＤＳＭ－Ⅳは精神疾患を分類するための一つの道具であることを思い起こしてほしいのです。あなたの個人的体験を記述する唯一の決定的なものではありません。あなたは一人の人物であり、症状の一群ではありません。この本、あるいは双極性障がいについてのどの本を読むときでも、いいところは取り入れ、それ以外のところは放っておく態度が賢明です。分類と定義は多くの文化に影響され、時代により変化します。大切なことは、あなたの診断が何であろうと、それを世界がどう理解しようと、それにかかわらず、あなたが幸せで、健康で、平静であることです。

だからこれらの専門的診断用語があなたにとって意味がなかったら、ただそのまま先を読み進めてください。

双極的状態：誰でも双極的になれるガイド

1. そう、うちの店長は双極的なのです。ある日にはずっと私に優しかったのに、次の日「なんであなたはあの男の頭にピッチャーごとビールをかけちゃったの?」と言うのですよ。
2. シェークスピア専門の教授のこと? 完璧に双極的でしょ。教室ではまったく本当にエネルギッシュで、はちきれんばかり。それで僕が、マクベス夫人が本当はヨセフ・スターリンの声を聞いていたことについて書いたよくできたエッセーを返してもらいに行ったときにはまったく悲しげで、落ち込んだ様子だったよ。
3. 私のボーイフレンドは、私の知っているなかで最も双極的な人間だと思います。一緒にダンス・クラブに出かけたとき、彼はすごく楽しんでいるように見えました。その後突然彼は狂ったようになり、「お前は俺のクレジット・カードを盗って、百年物のシャンペンを六本買ったのか?」とおっしゃったのです。そして私は「もちよ」と言いました。
4. このクレージーな隣の婦人の場合は、悲しいケースなのです。本当に彼女は気の毒だと思います。彼女はいつも私たちの家に来て、夜に私が好きでする大工仕事から出る音を騒音と言い、文句を言うのでした。私はただ、彼女の子どもたちが母親にゆっくり休める家を見つけてあげてくれたらと願うだけです。

5. 私の両親？　町いちばんの気分屋の変人です。いいや、両親は実際双極性障がいなのですよ。両親ともう別々に生活していることが私はうれしいのです。双極性障がいは多分感染性なのでしょう。

第3章

薬物療法

――薬に包まれた脳

それまで幸せで健康な生活を送ってきたあなたが双極性障がいを患えば、突然精神科の薬物療法を受けなくてはいけないことを受けとめることは難しいことです。双極性障がいとなるとそれは多くの場合薬を一生服用することを意味します（訳者注：特に双極I型の場合）。生涯続く服薬。頭がついていくようになるにはしばらく時間がかかります。「生涯続く服薬」という言葉で、その診断の厳しさを悟ります。あなたは突然、状態を保ち、安定させるのに小さな錠剤を頼りにするようになる、あるいは頼るように言われてしまいます。あなたはもはやこれまでのように自由ではなくなるのです。薬が必要になるのです。以前のあなたには、水、空気、食べ物、愛、家が必要でした。今や水、空気、食べ物、愛、家、そしてリスパダールが必要です。あなたは多分不信に陥り、あるいは昔の自由に憧れを抱き、薬を断ち切って自分が大丈夫かどうか、何度も繰り返し試すでしょう。この章では薬物療法に関して、取り組むことになるかもしれない思い、姿勢、哲学的見解について解説します。また薬を処方されて、かえってひどくなったり、つらい副作用が起こったりしたらどう対処したらいいかも説明します。

なぜ薬物なの？

ヨガをしたり、いろいろな人と話をしたり、考えやすいように書き出してみたり、最も純生な幸せを招く泉の水だけを飲んだりすることで、自分の抱える問題を治すことができることもありますが、治せないときもあります。薬を飲むことは、自分を助ける他の方法とは異なります。なぜなら、薬物が直接あなたの脳化学物質へと働きかけるからです。それが症状をコントロールするのに最もはやい方法です。そして将来の再発予防の第一選択肢です。医師が双極性障がいのために投薬するのは、薬が、すばやく目に見える結果をあらわすからです。精神科病棟の周りを躁病患者が走っている？「撃て、バン！」。薬物はそいつを窪みに押さえつけるでしょう。うつ病患者がソファで泣いている？「撃て、バン！」。今やその人は外出でき、食料品店の通路まで出かけて泣くことでしょう（薬物は、うつ病患者の機能を少し回復させます）。

精神科の薬物療法は次の理由で批判されてきました。早く効果的に働き、精神疾患を生む原因や行動を解決するのではなく、その置き換えとして使われてしまうと恐れる人がいることです。しかし薬物療法は、また同じ理由で非常に実用的です。まともでない状態のままなら、疾患の根本原因には対処できないのです。これも陰と陽の状況です。薬物は自分自身を救う別の方法に取り組める地点までたどり着く助けになります。そうして他の方法で自分を助ければ、薬にあまり頼らなくてもよくなる可能性が出てきます。自分への処方を、医師がたくさんの薬物を投与して自分を改造するととらえるのではなくて、自ら望む人生を達成するのに使ういくつかの道具のうちの一つだと考えてみてください。ただ薬を服用するのではなく、薬物の主人になってほしいのです。薬物がどのように作用するのか、なぜそれらを服用するに至ったのか、薬物はあなたのために何ができ、何ができないかを理解してほしいのです。

理想としては、薬物療法の目的とはあなたを通常のなじみのある心の状態に戻すことです。あなたのベースラインに戻すのです。あなたのパーソナリティを変えることでもなければ、あなたをあなたではない人に変えてしまうことでもないのです。あなたを最大限あなたらしく、幸せにして、機能不全の脳細胞に邪魔をされないようにすることです。あなたにぴったり合う薬物で、あなたが安堵のため息をつき、「ついに私自身を取り戻せた気がする」といえる地点にあなたを連れていくべきなのです。

人生の最後まで付き合って！

もし双極性障がいだったら、おそらく終生、薬物のお世話になるでしょう。これは他の何よりも受け入れるのに長い時間を要するかもしれません。十九歳、二十歳だったら、この先ずっと付き合っていくとわかっているものはほとんどないでしょう。そして抗精神病薬の投与がそのうちの一つになるとは考えていなかったでしょう。さて新婚さん、おめでとう。あなたと薬は長く幸せな人生を共におくることになるでしょう。（追伸、私はお祝いを用意していませんが）

精神科の薬を初めて服用することは、人生における大きな問題について考えるきっかけになるでしょう。例えば「何が現実なのか？」とか「私は何者なのだろう？」とかです。心を変える薬を服用しているとき、自分はまだ本当の自分なのでしょうか？　心を変える疾患にかかっているときは？　これらはまさに誰もが直面する疑問です。でもたいていの人にとって、その答えは具体的に生活には影響しません。あなたは、幸か不幸か、これらの問いに取り組む必要があります。その問いは、あなたがしなくてはいけない現実の決断に影響を与えます。薬物療法に関するいくつかの考え方、そしてこれらの問いに関して、その考え方がどう働くかを見てみましょう。

考え1：「双極性障がいは神秘体験で、薬物により禁止される」

薬物療法が長期に必要だとまさに、本当に納得するまでに私は三年を要しました。薬物療法が真に長期にわたって自分の人生の一部となることが私には理解できませんでした。二、三か月に一回私は薬を隠し、服用を一生やめようとして不眠などの症状に勇敢に立ち向かい、そして、弱ってしまい、あきらめ、薬の服用を再開するのでした。双極性障がいというのは、克服しなければならない想像上の挑戦であるという超自然的な見方をしていました。うつ病は深い大海原であり、もし私がその底までたどり着けたなら、うつ病は突然呼吸できる酸素に変換・分解するだろうと思っていました。軽躁病は、もし荒々しくいばらの道を突き進むことさえできれば、深い知恵を宿す魔法の森だったのです。どういう論理かって？　私が本当にそれを体験するのを拒否していたから、気分のサイクルは繰り返しやってくるのでした。薬物療法はサボりの方法であり、ボスとの最終戦争を避ける方法なのです。テレビゲームのレベルのように、双極性障がいの一番厳しい最終レベルをクリアしてしまえば、それでゲームは終わりだったのでしょう。

以下に重要な質問があります。躁病や軽躁病、そしてうつ病は内なる知恵を明らかにするのでしょうか？　病相は、安定を保っていれば永遠にわからないであろう悲しみや恍惚の究極の体験となるのでしょうか？　私があまりに弱く、だらしなく、そして薬の向こうに潜んでいると知っている強烈な体験に直面するのが怖いから、薬を服用するのでしょうか？　あるいはこのすべての神秘的な考えは袋小路になっているのですか？

外部の専門家（医学研究者、精神科医、カウンセラー）は明らかなパターンに気づいています。気分の波が気分の波を産みます。現在の波が底をうっても、それによって将来のうつ病エピソードを予防することはできません。波に乗れば乗るだけ、波はさらに大きくなり、その波から降りるのはさらに難しくなる。終着駅は通常、病院、あるいはさらに悪い所です。

真の英知は不変なのです。どんなふうに感じようと何が現実世界に起こっていようとそこにあるのです。英知の多くは気分の紆余曲折にどのように反応するかというところにあります。うつ病を体験するだけでは賢くはなりません。しかし冷静にそれを切り抜ければ賢くなります。躁病を体験することが自動的にシャーマン的な力をもたらすことにはなりませんが、洞察を深めれば力が得られます。このことを踏まえれば、薬を服用することが知恵の獲得や究極的体験を妨げることにはならないことがわかるでしょう。なぜならそうしたことはあなたが創り出すことであり、躁病やうつ病が創造するのではないからです。もし薬のような何か外部の力があなたの知恵を取り去ることができるとしたら、それは真の知恵ではありません。

考慮すべき事柄：双極性障がいには神秘的あるいは霊的要素があると考えますか？　自分の精神性と薬物療法はどのような関係にあるのでしょうか？　すべての病気に神秘的側面があるのか、精神疾患だけにあるのでしょうか？

考え2：「薬を服用することで自分が変わってしまった」

過去の自己を思い出して感じる悲しみは、双極性障がい診断への一つの正常な対処の結果です。以前は健康で正常で生き生きしていて、情緒的でした。それが突然、神経がすり切れて、元に戻らない双極性障がいになりました。今やあなたは毎晩薬を飲みます。別の人間になったような感じです。一つには以前の自分と同じ気分ではないからで、一つには昔の自分は薬を飲んでいなかったからです。薬物療法で自分を押さえつけることで、以前の自分を裏切ったことに自責の念を感じているかもしれません。そして以前の自分を表に出したいのです。また薬は自分に以前と異なる行動をさせ、平凡あるいはつまらない自分にすると恐れているかもしれません。実際そういうこともあります（友人に尋ねてみればいいです）。

物事が実際はどうであったのかを思い出すのは非常にきまりが悪く感じられるものです。すべてが完璧だった古き良き時代を懐かしむ高齢の人を見ればわかりやすいでしょう。しかしこれはあなたにも当てはまります。双極性障がいと診断される前の古き良き時代はたいへんよかったとやはり思うのです。

この診断を受ける前の自己への憧憬は、とらえどころのない、あてにならない代物です。私はしばしば迷いました。薬を服用する前の私はもっと輝いていて、創造的で真正だったというのはただ想像しているだけなのでしょうか。それともそれは真実だった？　インスピレーションの欠如を薬のせいにするのは都合がいいですが、それは真実なのでしょうか？　うつ状態のとき、私は幸せな自分を切望します。歳を感じるとき、若い自分を切望します。精神科的にも隣の芝生は青いと思うのが人間の常なのです。そして本当に青いこともあります。一日八時間眠ると、切れ味が鈍ります。気分変動で傷ついても、そのほうが人生は興味深いものになります。薬物療法が気分変動の頻度と強度を減らすとき、人生の他のところに魔法の源を探すことが必要となります。自己規定をし、躁あるいはうつ状態以外の時間を埋めるやり方を他に探さないといけません。

一日の終わりに、薬物療法を受けて安定していることは、以前の自分を失っても得る価値があるのか、決められるのは自分だけです。しかし以前の自己を神のようにまつりあげてはいけません。後から振り返って考えると、過去の真の姿を二、三段引き上げてしまうことがあります。また、人間は永久に同じようにとどまることは決してありません。薬を飲もうと飲むまいと人間は一生の間成長し、変わり続けるものです。

考慮すべき事柄：真正の体験とは何で定義されるのでしょうか？　薬物療法を受けているときあなたは真正のあなたですか？　躁またはうつのときはどうでしょうか？　何らかの薬物によってより自分らしく感じられることはあるでしょうか？

考え3：「薬物が必要なのなら、私は本当におかしく、化け物みたいなのに違いない」

私がおぞましく、ゆがんだ化け物であるから薬物が必要なのです、違いますか？　そうでなければ、他の皆はランドセンなしでも眠ることができるのは、デパケンなしでも朝起床できるのは、なぜなのでしょう？

これは精神疾患と診断されることのつらいところです。他の人はそうではないのに、自分には何かが欠落しているという感覚。私が双極性障がいだと診断されてから二、三か月、友人やルームメイトは皆、私は薬物を服用していると気づいていると思っていました。私が彼らにそうは言っていなくてもです。私にとってはそれほど大ごとだったのです。私は恥ずかしく、世界の窪みに突き落とされたように感じていました。しかし年を経るにつれ、より多くの人が自分の精神疾患について告白するようになり、そして双極性障がいは性格の欠点ではなく、遺伝的要素のためだということが明らかになってきました。私のボーイフレンドは私がどんな薬を服用しているか人に話してしまう癖があり、最近では（診断を受けて二、三年経ちますが）薬のことを言われるのはあまり私を悩ませなくなりました。知らない人が私のことをすごく弱い人間だと判断していると感じることはもうありません。

何百万という人が人生のある時点で精神科の薬物を服用しています。うつあるいは不安を和らげるために、長期的あるいは一時的に服用しているのです。服薬することはごくありふれたことになってきました。そしてあなたの友人や親族のなかにも何らかの精神科の薬を服用したことがある、あるいは現在服用している人がいるでしょう。もちろん抗精神病薬のほうが抗うつ剤よりも眉をひそめさせるでしょう。しかしそれは私たちの社会では、まだうつ病ほどはオープンに双極性障がいや統合失調症について語られないことによるのです。もしあなたに抗精神病薬が必要で、ルームメイトにその必要がなかったら、それは二人が違った遺伝子を持っているからです。自然とはそのようにある種怖いものです。

そしてたとえあなたが世界でただ一人、薬を一杯注ぎ込まれている人だったとしても、それがどうしたというのでしょう?　それはあなたの人生で、薬物療法を受けたほうがいいのなら、受けたらいいのでしょう。

考慮すべき事柄：友人や親族に精神疾患について話したことがありますか?　誰か他に薬物療法を受けている人を知っていますか?　誰かが精神科の薬を服用しているとき、それがわかりますか?

ハワイの休暇：休薬

時どきあなたはただ休薬したくなります。生活が退屈で、何か面白いことが起きてほしいのです。本当に薬がこれ以上必要なのか、迷っています。もしもうよくなっているとしたらどうでしょうか?　あるいは薬物は太る、動作をのろくする、創造性を無くすと考えて、トイレに薬を投げ捨ててしまいます（薬を猫や母親、ルームメイトにやらないでくださいね）。

誰でも精神科薬をやめようとするものです（医師がコンプライアンスがいいと呼ぶ模範患者は例外ですが）。それはよくあることで、実際「ハワイの休暇」という言葉になっているほどです。

今から二、三年後には、双極性障がいの人物がしょっちゅう薬をやめては、高価な最新の家具を買って共同のアパートへ運び込むというコメディ番組をやっているのではないかと私は想像します。誰も彼もが断続的に薬を切る試みをし、決まって無残に失敗し、それでもまたその試みを続けるのは、私にはおかしなことに思えます。私たちは選択的健忘症にかかっているようです。ひっくり返るたびにそれを忘れて、再びまったく同じようにダンスをしようとします。それでも私を含む多くの人にとって薬をやめたいという衝動は、双極性障がいというダンスの切り離せない部分なのです。

なぜ私たちは薬を切ろうとするのでしょうか？　どうやってそれを正当化しようとするのでしょうか？　指が前回触れたときの指のやけどがまだ治っていないというのに、また熱いストーブに触ってしまうのはなぜなのでしょうか？

魅惑的な五十年前の一九六〇年代に巻き戻して、当時流行していた交流分析のレンズを通してこの質問に対する見解を見てみましょう。

交流分析は人々の間の交流に焦点を当てたちょっと変わった心理学の一派です。交流分析の一つの中心的教義は、いかなる状況においてもその人の第一の目標は自分が幸福になる行動をすることではなく、自己の世界観を補強する行動をすることです。自分の世界観を補強するためにする行動や交流は、ゲームと呼ばれます。例えば、殉教者ゲームをしている人は、シェアハウスのパーティーの後、起きていて、床を拭き、ビール瓶を全部拾い集めます。それは自分がハッピーになるからではなく、自分が唯一の責任感ある人間で、他の皆はバカな奴らだという世界観を証明するためです。

薬を断ち切ることをこうしたゲームの一種だと考えることができます。薬を切るゲーム、あるいは「自分は双極性障がいではなく、薬も必要でない」とするゲームです。薬を切ろうとするとき、それはあなたが薬なしだとより幸せで健康な人になれると本当に信じているからでしょうか？　それとも自分は双極性障がいではないという世界観を一時的に持ち、その世界観を補強する必要があるためでしょうか？　双極性障がいに関する奇妙な事柄の一つに、自分は双極性障がいの状態のほうがいいのだと思わせるということがあります。この半年間入院することなく生活できたその治療を蔑視に満ちた思いで見るようになるのです。双極性障がいになっただけで、通常の世界観を変動させてしまうことになり、新しい世界観を正当化するあらゆる種類のゲームを演じることになります（双極性障がいの子どもを持つご両親、配偶者や恋人、パートナーなどが双極性障がいだという方、聴いていますか？　あなたのお子さん、恋人、友人はバカでもおかしくもなく、わけもなく薬をやめたがるわけではありません。双極性障がいにはそうした側面があるのです。やさしくしてあげてくださいね）。

交流分析にはもう一つ重要な概念があります。人々の間の交流がストロークで成り立っているというものです。チンパンジーは互いの毛の蚤取りをしますね。ストロークというのはそのような互いに撫で合う行動に相当する言語のやり方です。違ったゲームでは、違ったストロークが必要です。殉教者のルームメイトが夜遅くまで台所の掃除をする例をもう一度見てみましょう。さて翌朝台所であった次の会話を想像してみてください。

二日酔いのルームメイト：うわぁ、こんなにきれいになっている。
殉教者のルームメイト：（ため息をつき）そうさ。
二日酔い：誰か、そうだな、よっぴき起きていてきれいにしたか、そんなとこ？
殉　教　者：おれがやった。四時半までかかった。一時間かけて長椅子の吐物を全部取ったよ。
二日酔い：バカだな。そんなことしなくていいんだよ。皆で今日すればよかったんだ。

殉教者：君はいつもそう言うけど、誰もそんなことしたことがないだろう。
二日酔い：君がいつも先に片づけてしまうから、僕たちがするチャンスがないんだよ。

この展開は殉教者ルームメイトの世界観、つまり二日酔いルームメイトがだらしないものだから、自分がすべて一人でしないといけない、誰も自分のことを評価してくれないという見方を強めてしまいます。殉教者は他の誰かが手伝うチャンスもないうちにきれいにしてしまうことによりゲームを始め、そうすることで彼はその殉教者の立場を保つことになります。そのゲームは二日酔いルームメイトがストロークを言うことで終わります。（「君が全部しちゃったの？私は手伝えたのに！」）。結局これが、殉教者がほしい言葉なのです。

薬を切ると、そうしたストロークのパターンという密かな恩恵がついてきます。切望する注目を向けてもらえるのは薬を切るときだけなのかもしれませんし、不安定な自分という立場でないと両親との関わり方がわからず、それを意識下で願っているのかもしれません。安定していることを不快に思う、あるいは深く恐れているのでしょう。しばしば、双極性障がいの人はただ脳がそうするよう命令するため、薬を切ります。それはこの障がいに伴う一つの強迫です。

しかしもし洞察する力があるのなら、薬を切ることにより望んでいた隠れた恩恵について考えるべきです。強化しようとしている世界観の正当性について考えるべきです。そしてそれは自分が本当にプレイしたいゲームなのか考えてみましょう。

断薬：リスク削減策

断薬バケーションに魅せられたら（未来の私、こんにちは。あなたはこれを読んでいる？）、予防措置をとりましょう。なぜって、どんなことも悪いほうに進むことはありうるし、死んでしまうか、入院することになるかもしれません。そしてもし、これまで双極性障がいのせいで入院したことがあるのなら、私が以下に述べる予防措置をとったとしても、決して断薬バケーションを取ってはいけません。私はこの章を第一には双極Ⅱ型障がいの人たちに向けて書いていますが、その人たちは少なくとも、数日薬をやめただけでは大きな災害を体験することはあまりないでしょう（弁護士さんたち聴いています？）。でも私たちの何人かは試みようとすることはわかっていますから、賢明でなければいけません。

予防措置とは次のようなことです。個人的に知っていて信頼できる誰かに、あなたがしようとしていることをしっかり知っておいてもらうことです（願わくば医者がいいですが、しかし実際、医者はバカなことを、と怒鳴りつけるでしょうし、それでもあなたはバカなことをしたいのでしょう。ちがいますか？）。何週にもわたる断薬付添い人が必要になります。断薬付添い人は、あなたをよく知っている人でなければいけません。双極性障がいの症状について知識があり、あなたと一緒暮らしているか、定期的にチェックできる人がいいです。親友か配偶者や恋人、パートナーなどがいい付添い人になれます。断薬バケーションを始める前に、腰を落ち着けてその人とバケーションの規則やガイドラインを話し合いましょう。どの時点で付添い人が薬に戻ることを促すべきですか？　もし付添い人がそう言ったら、あなたは薬に戻ることに合意することができますか？　付添い人はどの時点で主治医に連絡する、あるいは病院に連れて行くべきですか？　付添人があなたのどの症状に注意を払うかを確かめ、その症状があらわれたらどうするのかという計画について、二人が合意しておいてください。この行動計画はもちろん緊急事態のためだけのものです。結局あなたには薬はもはや必要でなく、薬なしでちゃんと大丈夫なのですよね！　ちがいます？

あなた自身で自分の安全に責任を持っていただき、私からのバカな断薬のベテランとしての経験からのいくつかの提案を携えて先頭をきって走ってみてください。

∇しばらく薬を切ると決めたなら、注意して衝撃を減じる環境などを十分に確保しましょう。例えば、不眠が問題なら午前中の授業を取らないように気をつけてください。もし軽躁が問題なら、誰かにあなたをチェックしてもらって、内省力があるか確かめてもらってください。断薬バケーション中の旅行を計画したり、重要な活動に取り掛かったりしないようにしてください。

∇断薬は「科学的に」しっかり検証しましょう。断薬中に自分の感情について日記をつけ、観察しておきましょう。どのくらいの期間断薬すると、感じ方が違ってくるでしょうか。感じ方が違っていますか？　何が変わってしまったのでしょうか？　何が心地よく感じ、何が気分が悪く感じるのですか？　どの時点で症状が再発するでしょうか？　どの時点であなた、あるいは主治医がもう一度服薬することが本当に決定的に必要だと感じるのですか？　境界線はどこでしょうか？　そしてどんな症状と行動でこの境界線がわかるのでしょうか？

▽もし双極性障がいに霊的要素があると信じているのなら、薬をやめている間に意識して探求してみてください。薬をやめているとき、本当によりスピリチュアルになると感じますか、それとも美化して考えていただけですか？　薬を切ったら起こるはずだと考えていた、意味のある体験をしていますか？

あなたが薬を切るとき、これは永遠に続けるんだと自分に言い聞かせるかもしれません。それはダイエットのとき「私は今後二度とケーキを食べないことを誓う」というのと同じです。しかし誤診でなければ、あなたは遅かれ早かれ裂け目に落ちることになるでしょう。でもがっかりしないでほしいのです。

彼　氏：「でもがっかりしないでほしい」は取り消して。君はがっかりしないといけない、断薬なんていいことじゃないよ。
ヒラリー：どうしてそんなこと言うの？
彼　氏：君はどうしてかその理由を前に書いていたじゃないか。繰り返すたびに悪くなっていく……。

ヒラリー：（狂ったような目つきで）でも試してみなくちゃ。そうよ、やってみなくちゃ……。

彼　氏：（しかめつらをする）

双極性障がいの患者のなかには、薬を切ることですぐにいやな否定しがたい影響が出てくる人もいます。なかには、数か月、あるいはなんと数年、症状なしにやり過ごすことができる人もいます。そうすると彼らは（そう、私もよ！）この双極性障がいの診断が大きな間違いだったのだと信じるようになります。うまく一か月薬なしで過ごすと、正直に言いますが、最高の気分で、大勝利のように感じるのです。しかしあなたが本当に双極性障がいだったら（誤診ではないのなら）、症状はいつの日かまたあらわれる可能性が高く、薬を飲んだりやめたりコロコロ変わるストレスが脳生化学的に影響し、それが双極性障がいの再発をより重症にして、コントロールしがたくするのです。

薬をやめるたびに、私の心は常に「これが重要なことなのよ」と言いました。薬を切ることは第一に優先されるべきことだと自分に言い聞かせました。仕事をしっかりするよりもっと重要、いい友達、いいガールフレンドでいることよりも、薬を切っている間に大事なものをあれもこれも道端に落っことしていったとしても、もっと重要だと。でもその物語を長く続けていくことはできませんでした。数日あるいは数週後には、機能の落ちてしまった状態、変容した状態を独善的に続けるよりは本当に重要な何かに気づくのでした。例えば、「このようにひどい状態で来週は過ごすことはできない。この仕事を終えてしまわないといけない!」、あるいは「不眠は深い霊的洞察に導いてくれるけれど、私はやっぱり眠ったほうがいい。ひどい状態で金曜夜のデートに行かれないなんていやよ」。

優先順位を考えないといけません。断薬の価値が、安定した生産的な生活の価値よりも重要なのでしょうか?　断薬が学校や職場で成績良好なことよりも重要なのでしょうか?　これらは両立できないものでしょうか、それとも断薬して、そのうえそれでもあなたが大事にする他のすべてのことができるでしょうか?　断薬するとき、どの程度まであなたの能力と社会的関係が障害されるでしょうか?　断薬状態を順調な生活や自分の周りに気を配る状態よりも重視する理由はどんなものでしょうか?　生活のなかで尊重する事柄のうち、断薬したときでも可能なことは何がありますか？　ほとんどは可能ですか、全然ダメでしょうか。断薬バケーションを習慣にする前に考えてみる価値があります。

断薬についての大事な考え：断薬というしばしば無益な実践の価値は、自分が双極性障がいではない（今後もそうならない）と最終的に証明することではありません。変わることは何か、同じ状態でとどまるものは何か、それはなぜ変わるのか、そして薬がないときに自分を支えるものは何かを注意深く検討することなのです。私が断薬しようとするとき、自分を守るために些細ないろいろなことをしていくことを見出しました。例えば、時間どおり床に就く、食生活に気をつけるなどです。本当なら一年を通じていつでも守っていくべきことです。妙なことですよね。

考慮すべき事柄：あなたは眼鏡をかけていますか？　一か月くらいメガネをはずして過ごして、視力が回復しているかどうか点検することがありますか？　なぜそれはしないのでしょうか？　自分の遠視が真実で、永続的なものだということを受け入れることは容易で、双極性障がいを受け入れるのが難しいのはなぜでしょうか？　薬を服用することが、眼鏡をかけることと同じく普通に受け入れられることにはならないのでしょうか？

反対意見

あなたが服薬に反対ならば、その反対意見を注意深く見てみましょう。合理的なものなのか、あるいは膝蓋腱反射のように何をしたらいいかを命じられて反応しているのでしょうか？ 服薬して自分がどうなるのか恐ろしかったり、疑っていたりするのならば、主治医や他の人に聞いてみてください。精神科薬を服薬していてあなたの質問に答えてくれ、その人にとってはどのようなものか教えてくれる人に聞くのです。ソクラテスが言ったように、「検証されない人生は生きるに値しない」のです。そして双極性障がいに対する薬物療法は、公正な試行やまじめに考えることなしに、拒否されたり、あるいは受け入れられたりしてはいけません。

人々は服薬することについて、いろいろな理由をつけて反対します。精神疾患の場合、服薬は敗北、人格の弱さを示すものであり、自分が本当に問題を持っていると認めることになると感じる人がいます。精神科薬物療法の擁護者は、骨折した腕の比喩をしばしば使います。もし腕を骨折したら、ギブス固定するのは敗北の印ではありません。そうしないと骨折から回復はできません。骨折を意志の力で治すことはできません。それでは、意志力だけでうつ病が治せると考えることはできるのでしょうか？　もちろん、その二つの対比には不備があります。腕の骨折と双極性障がいは非常に違ったものです。原因も違います。骨折した腕は一度治療を受けたら、それで完治します。精神疾患はその後の人生ずっとついてきます。腕の骨折は十分に解明されており、恥辱がついてまわることはありませんが、精神疾患はせいぜいがぼんやりと記述され、社会のなかで重い汚名を着せられています。最後に、精神疾患は心の中のことなので、性格か疾患かの境界がいつもはっきりしているとは限りません。そのため服薬すると性格が捻じ曲がるのではないかと人々は恐れるのです。

実際に精神疾患にかかっているのなら、服薬していようがいまいが、精神疾患は存在します。服薬以前はなんともなく、初めての気分安定剤を服用したときから急に精神疾患になるというわけではありません。もし薬を服用することが精神疾患にかかっている証拠と考えるのなら、それはＡＡ（アルコホーリクス・アノニマス：アルコール依存症者の自助組織）に行くことを恐れているアルコール依存症者のようなものです。なぜならＡＡに参加することが、自分のアル中を証明すると思っているからです。どちらにしても精神疾患やアルコール依存症は持っているのであって、ただ違うところはそれについて助けを求めているかどうかです。薬が必要なときに飲まないということは、あなたが問題を持っている時間ではなく、ただ自分には問題がないと否認する時間を長引かせているだけです。敗北や弱さという観点から薬物療法を考えるのは、誤った考え方です。なぜなら、その考えは薬を飲まないことがあなたをより強く賢く、そして誇り高くすると考えてしまっているからです。

真実は、薬を飲もうが飲むまいがあなたは強くなれるということです。真の強さとは、自分の決断、考え、気持ち、そして反応のすべてに冷静で鋭敏な洞察を持つことです。服薬中なのかそうではないのかという気まぐれな符号ではダメです。精神疾患がとても重症になると、洞察をすべて奪ってしまいます。そして洞察を持てなくなると、あなたには何も残りません。洞察を保つためには薬が必要、それで文句ありますか？

合わなくて苦しめられる薬

双極性障がいになった初期の頃、私が診てもらっていた医師は穏やかな軽躁状態（その医師が前の週に処方した抗うつ剤で誘発された）を抑えるためにデパケンを処方しました。突然私の世界は平板に、そして暗くなり、耐えられなくなりました。軽躁状態の間に垣間見えていたつかの間の光は、源から断たれました。そして考えはゆっくりどんよりとなっていきました。私は前頭葉の外科手術を受けたかのようでした。それより何より、私は欺かれたように感じました。鳥かごから放たれ、飛び出したものの、そのまま撃ち落とされてしまった鳥のようでした。こんなひどい罰をなぜ受けなければならなかったのでしょうか？　少しインターネットで調べて、次の診察のとき、主治医に違った薬の組み合わせにしてほしいと頼みました。主治医は同意し、二、三週間のうちに抗精神病薬と気分安定剤一種類ずつの組み合わせが見つかって、それが多かれ少なかれそれからの私に役立っています。

病気の経過のある時点、特に初期にどの薬が効くか試しているときには、かえって苦しめられるような薬を投与されることがあるかもしれません。その薬は誰にでも悪さをするわけではありません（そうでなければ市場に出ているはずはないのです）。でもそれがあなたを困らせるのは確かなのです。合わない薬を飲むことは心に痛手となります。ひどく苦しめられ、狂ったようになり、処方した人に怒りをおぼえます。絶対に今後一生その薬を服用しようとは思いません。

主治医のところにもう一度行って、泣いて、不平を言いましょう。でもこれをもって今後一生精神科の薬を飲まないと拒絶する機会にしてしまわないようにしてください。薬はすべて平等に効くように作られているわけではありません。何度も試して、最終的に自分に役立つ薬の組み合わせが決まるのです。子どものとき、夕食に大嫌いなロールキャベツが出たときを思い出してほしいのです。あなたはその後、夕食を食べるのをやめてしまったでしょうか？　精神科の薬は誰しもがえり好みをする食べ物のようなものです。忍耐強くなりましょう。試し続けましょう。そうすれば、自分自身を取り戻したと思えるものを見つけることができるでしょう。

副作用

疾患経過のある時点で（今がそうだという人もいるでしょう）、副作用といういやなトラブルメーカーのついてくる薬を処方されることがあるかもしれません。副作用はタイプも重症度もさまざまで、穏やかで笑わせるもの（唾液過多など）から命にかかわるもの（肝不全など）まであります。副作用は薬剤の種類により異なりますが、よくみられるものとしては、不眠、眠気、体重増加、そして性機能不全です。それよりは頻度が少ないものとして、精神科薬服用を続けるとあらわれる遅発性ジスキネジア（不随意のチック）と高コレステロール血症がありまます。そして稀ですが、最も不幸な副作用である死まで発展するものもあります（訳者注：悪性症候群）。

耐えられない副作用が生じたとき、対策はいくつかあります。主治医は薬を減らすか切るかする、あるいは同じクラスの別な薬に置き換える、その薬を続け、副作用に対処する別の薬を加える、薬は変えずに単に副作用を我慢するように促す、のどれかです。どのルートをとるかは副作用の重症度によります。薬の変更のリスクと骨折りを天秤にかけながら決めます。例えば、現存する非定型抗精神病薬をすべて試し、ただ一つだけ効果がありましたが、その薬で五キロ体重が増えてしまったとします。そうすると新しい一群の薬を試してみることは、価値よりも混乱のほうが大きいかもしれません。しかし、我慢できない下肢のそわそわ感があるのなら、薬を変更しないといけません。

重篤な副作用への対処の決定は簡単です。主治医は単に副作用を治療しようとするか、副作用を起こしている薬の処方をやめるでしょう。さほどでない副作用への対処はかなり微妙です。

基本的には副作用のいやな面を上回る効果があるのか、そして同じ効果を持ち、副作用が少ない薬が他にあるかどうか選択しないといけません。もううつにはならないにしても五キロ体重が増える、あるいは時どき口渇があるのを我慢できるでしょうか。筋肉が引きつったり、涎を垂らしながら法学部の廊下を歩いたりすることに、躁状態をこれから抑え込むことができるとしたらなんとか対処できるでしょうか？　むかつきますが、ときには妥協して副作用はやり過ごすことが必要となります。将来その副作用がない魔法の薬ができるまでですね。

すべてあなた次第

あなたがみじめな状態であれば、精神科薬を服用すると双極性障がいの症状は和らぐでしょう。しかしそれはみじめさを止めるものではありません。もし双極性障がいになる以前、幸せな人間だったら、薬を服用しても幸せでしょう。もし双極性障がいと診断される前に意地悪で気難しかったら、あなたは薬を服用してもすごくいやな奴でしょう。薬物療法は、あなた自身がコントロールできることは治療しません。あなたの世界観、習慣や人生上の出来事への反応などを変えることはないのです。

幸せな人は、いかなる出来事、あるいは状況に対しても、考えられるさまざまな対応のなかから、常にポジティブな反応を選ぶために幸せなのです。もし幸せな人がとても空腹なら、その人の顔は次のおいしい食事への期待で輝いているでしょう。しかしながらみじめな人は、自分がどれほど空腹でみじめかということについて心の中で対話をしてしまうのです。幸せな人が双極性障がいと診断を受けたら、しばらくの間そのことを心配するかもしれませんが、最終的にはいつもどおりの豊かな生活を送ります。みじめな人が双極性障がいの診断を受けたら、どんなに薬を飲んでも、みじめさを軽減することにはなりません。躁は抑えますが、でもみじめさは変わりません。

解決法ですか？　いかなる状況に対しても、出てくるかもしれないさまざまな反応について、いつでも気をつけていてください。できるだけでいいですから、不寛容より寛容を、フラストレーションより冷静さを、恐れより優美さを、そして不幸より幸福を選びましょう。その時どきで下すあなたの決定は、いかなる薬物療法より、人生の幸福を確保することに関して強力なのです。

第4章

精神療法医
——その役割と役立ち方について

なぜ精神療法医？

中世のウェールズには「罪食い人」といわれる貧しい男女がいました。彼らの仕事は、亡くなった人の罪を食べて、その人の魂が天国にのぼれるようにすることです。ひどい仕事でした。亡くなった人の家族は、棺桶の上にパンとワインを置き、罪食い人に渡すのでした。それは死人から罪食い人への罪の移行を象徴するものです。そして亡くなった人は天国へと踊ってのぼり、その家族は救われ、罪食い人は一片のパンを受け取り、地獄行きを引き受けるのです。

精神療法医（訳者注：精神科医・臨床心理士などセラピストの総称）は罪食い人です。ただし貧しいわけではなく、棺桶の用意もせず、代わりに地獄へ落ちるということはありません。患者のすべての病的な思い、過去の記憶、パターン、依存、妄想、そして心の荷物を受け取るのです。患者の物語に耳を傾け、さらに尋ねるのが精神療法医の仕事で、あなたは高いお金を払って聴いてもらっているので、一時間かけてあなたのことについてしゃべっても自責感を抱く必要はありません。親友に打ち明けるのと違って、精神療法医のほうの求めることは何かと心配する必要はなく、二人の関係で相手が十分なサポートを得ているか確かめる必要もありません。精神療法医はあなたの罪食い人であり、あなたの痛みは精神療法医の取り分になります。主治医は家族の一員でもなければ、あなたの社会の構成員でもないので、あなたが何を言ってもあなたたちの関係性を壊したり、あなたに対する他者からの信頼を傷つけたりすることを心配する必要はありません。主治医はあなたが何を言おうが、しようがそのことに関する損得はなく、だから客観的なのです。クライエント−精神療法医関係はその定義からしてアンバランスです。それはお金によりバランスが取れるのです。お金とは冷静な実体のあるものです。目の前にあられて、精神療法医に正直な気持ちの説明をすると、精神療法医は聴いてくれて、あなたを共通理解へと導き、その後助けになる薬を処方してくれます。

精神療法医は、あなたの困りごとに対処するには普通の人ではまったく手に負えないようなときに、介入するために存在します。以下のような場合に精神療法医のもとに行くでしょう。

▽精神療法医以外のほとんどの人が同定できず、理解できない症状や行動を示したとき

精神科医は、あなたのようなパターンをとる人を何百回となく診てきています。双極性障がいのパターンがどのように経過するか理解しています。そして将来どうなっていくのかさえ予測できるのです。親友はあなたに好意を持っているかもしれませんが、躁病とカフェイン中毒との違いを理解していません。一方精神療法医はあなたに好意は持っていないかもしれませんが（おっと、口をすべらせてしまいました）、でも診断技能はあるのです。精神療法医はまた、双極性障がいとコカイン中毒、統合失調症、アルコール依存症、そして診察を受けたがる心気症との違いを勉強しており、もっと肝要なことだと思いますが、それらを実際に見てきているのです。

▽客観的第三者の話し相手が必要なとき

精神疾患との格闘は、家族や友人との間の関係性に多くのストレスをもたらします。親友でさえ、すごく疲れてしまうのです。一方、精神療法医とはすべてのあなたのしんどい荷物を徹底的に扱うことができます。親しい人との関係に負担をかけたり、損ねたりする恐れもなくできるのです。精神療法医に話すことは、まさにカタルシスです。精神療法医は、あなたの生活に診察以外には関わっていないからです。友人たちが、あなたが精神療法医に会っていることを知る必要さえないのです。

▽薬を処方し、経過を見る人が必要なとき

精神科医は、あなたのニーズに応じて薬を処方し、調節することができます。もちろん、薬物療法を受けているからといって、毎週精神科医に会う必要はありませんが、まだ効果がある薬の組み合わせを探している、あるいは服用している薬が突然効かなくなったというとき、精神科医はしっかり立ち直ることを助けてくれるでしょう。

	親友	精神科医	暴走族
精神異常について知っているか？	知ると慌てる	医学校に行きいろいろな人を診ている	知っている
薬の処方	できない	できる	市販薬、麻薬
問題の相談	できる	できる	鞭打ちを好む
下心	お兄さんと付き合っている	なし	お兄さんを打ちのめしたことがある

表に三つの治療選択の差異を挙げました。

精神療法医の機能

ここまでなぜ精神療法医に診てもらうのかについて説明してきましたが、次に精神療法医にしかない機能について詳しく見ていきましょう。癒しやカタルシスといった抽象的な概念は置いておいて、精神科医あるいはセラピストの実際的で具体的な役割とは何でしょうか？　免許を持ったセラピストや精神科医にしかできないことは何でしょうか？　そして誰もが利用可能な資源である友人、サポートグループ、そして本ではどんなことができるのでしょうか？

精神療法医のところに行く理由としては次のようなものがあります。

- 第三者と状態をチェックする
- 自分自身について語り、個人的なデリケートな事柄について話す
- 薬物療法について忠告を受けたり、処方を受けたりする（処方は精神科医のみ）
- 入院が必要かどうか診察を受ける
- 疾患に関して建設的な行動をしたという気持ちになれることをする

精神療法医の診察を受ける理由は他にもあります。

- 再出発を助ける
- 診断理由の理解を進める
- 不適応的な考えと行動（破壊的でネガティブなもの）を同定し、建設的なもので置き換える

- ある考えや行動が非理性的かどうか相談する相手になる
- 将来の計画、目標を定め、そしてとるべき行動を決めるのを助ける
- 第三者に恋愛関係や家族のことなどを話し、検討する機会を得る
- 定期的に予定された行動を促す

生活のなかで定期的に予定された活動をする方法、双極性障がいに対して自分は前向きに取り組んでいると感じる方法は、もちろん精神科医の診察を受けること以外にもあります。ボーリングのチームに入ったり、サポートグループに参加したりすればいいのです。後の表も見てください。

治療から何を得たいかを考えてみてください。双極性障がいと診断されたことで起こった情動の変動に対処する助けが少しの間必要でしょうか？　それとも急速交代型で、一つのエピソードから他のエピソードへと急に変わっていくのを長期的に見て、いくつもの薬を試すために精神科医が必要なのでしょうか？　単にセラピーはカッコいいと思い、担当のセラピストを持ってみたいと考えているのでしょうか？　精神科医の診察を受ける理由が何であれ、セラ

役割	精神療法医	本	サポートグループ	フリークリニック（*）	祖母
困りごとを聴く	○		○	○	○
診断についての理解を深める	○	○	○	○	
相談に乗る	○		○	○	○
目標を立て、実行するのを助ける	○	○		△	○
非適応的行動の同定援助	○	○	△	△	△
定期的予定行動の提供	○		○	○	○
薬の調整	○				
医学的アドバイス	○				
状態をチェックする	○		○	○	○
客観的な聞き手となる	○				

*）フリークリニック：健康保険に入っていない人たちのための、無料か定額で診療が受けられる医療施設

ピーは魔法ではなく、現世からの逃避でもないことを憶えておいてください。セラピーは双極性障がいという病気を持ちながらより良き生活を送る助けになる選択肢の一つです。

精神科医と心理士の違いは？

精神科医は学位を持つ医師です。心理士（いろいろな流派があります。後述）は博士号を持ち（訳者注：米国では）、心理療法のトレーニングは受けていますが、医学の学位は持っていません。精神科医は医学学位であり、心理士は心理学博士（訳者注：日本では修士か学会認定、現在国家資格化されている）です。

米国のほとんどの州では精神科医だけが薬を処方するのを許されています。しかしこの状況が変わってきました。ルイジアナとニューメキシコでは今や心理士が精神疾患に対する薬を処方することが許されるようになりました。オレゴンでは最近心理士に向精神薬のみ処方するのを許可する法案が成立しました。心理士の処方が許されるかどうかはヘルスケア界で現在も議論されています。賛成派は、患者にとって、一人の精神療法医にかかり、そこで薬も処方してもらえるほうが二人の治療者（一人は薬の処方をし、もう一人は心理療法だけ）を行ったり来たりするよりも効率的だとしています。反対派は、医学校で生化学、薬理学、生理学を学んでいない心理士は、強力な作用を有する向精神薬を安全に処方できないと主張します。

ともかく、要点は（米国では）双極性障がいを患う多くの人が精神科医と臨床心理士などのセラピストの両方にかかっているということです。双方の治療について説明しましょう。

役者の登場：治療の選択肢

さて、選択肢となる治療をいくつか見てみましょう。その長所、短所をね。さて役者の登場です。

役者Ⅰ：精神科医

米国での精神科医の典型的な一回の診察は、一時間ほどです（訳者注：初診時だけでなく、毎回一時間程度）。家庭医と同じく、初診では家族のこと、既往歴、現在の生活状況、そして診察を受けるに至った出来事について尋ねます。それから精神科医独自の領域に入っていきます。気分、活力の程度、睡眠時間、一日の生活の様子、そして家族、友人、いれば配偶者や恋人との関係を尋ねます。そしてまた、過去についても質問をしてきます。子どもの頃は幸せだったか、高校は楽しかったか、何歳でお酒を飲み始めたか、性交渉はあるか、薬物を使っているかなどなどを尋ねるのです。精神科医は次の事柄も知りたがります。ストレスにどう対処しているか、世界のなかで自分をどうとらえているか、他の人との関係はどうか、過去の重要な出来事をどのようにとらえているか、です。人生上特別な問題があれば、この今こそがそれについて、必要に応じて深く話してみるときであり、場所なのです。

良心的な精神科医は、診断の理解を助け、将来の再発を防ぐ戦略を促します。もし診察を長期的に続けるなら、精神科医は多分いろいろな状態のあなたを観察する機会を得るでしょう。かなりのうつ状態から普通の状態、そしてちょっと調子がいい状態まで。また、主治医は薬物療法も担当し、その効果をモニターします（あなたを見ていられる機会がある範囲に限りますが）。薬物処方計画の調節について話し合うならこの人です。

向いている人：精神科薬の処方が必要なとき。話し合いたい出来事（児童虐待など）がある場合。定期的に状態チェックを望む場合。双極性障がいと薬物療法について多くの質問がある場合。

不向きな人：一時間にもわたり自分のことを語るなんて考えただけでもいやなとき。何も話すことがないと思っている場合。精神科医を神だと思ってしまうような場合。

役者Ⅱ：認知行動療法士

認知行動療法士は、心理学かソーシャルワークの一定以上の学位を持っています。米認知行動治療協会により資格認定を受けている場合もあります。認知行動療法（Cognitive Behavior Therapy：ＣＢＴ）は、最も具体的な行動に基づく心理療法です。セラピストはあなたを助けて、どの考えや行動があなたを憂うつにするか同定し、それを治すために取り組むべき課題を具体的に指示します。ＣＢＴの目標は、あなたを自分自身のセラピストにすることです。そのため、認知行動療法士との面接は無限に続けるのではなく十二〜十八回が計画されます。一定の回数会った後には、セラピストに定期的に会わなくても自分を助ける十分なスキルを身につけていることが期待されるからです。ＣＢＴの核心は、困難を増悪しかねない思考パターン、行動、予測の同定を助けることです。例えば、他の人に怒りを向けることでストレスに対処しているのであれば、セラピストは新しいより健康的な思考パターンを展開するのを助けます。CBTは宿題を重視する傾向があります。おそらくセッションとセッションの間に、ストレスの多い状況とそれらへの反応についての記録をつけなければならないでしょう。そしてセラピストは週ごとの課題や実験も指示するでしょう。純粋なCBTでは、自分の過去を深く思い出したり、意識下についての洞察を促したりすることはせず、不適応的な行動へ挑戦する実際的で、すぐとれる行動を促します。CBTのセッションでは、宿題を振り返ったり、新たな課題を設定したり、ストレスの多い状況に対して新しい反応を実践するためのロールプレイをしたりするでしょう。

向いている人：特定の問題（内気、自傷、自尊心の低さ、人間関係の問題など）に働きかけたいとき。自己肯定感を高めたいとき。そして目標設定活動によく反応する場合。

不向きな人：取り組むべき特定の問題を持っていない場合。ただ誰かに話を聞いてほしい場合。セラピー・セッションの間に宿題をしたくない場合。

役者Ⅲ：対人関係と生活リズムセラピスト

この人たちも心理学あるいはソーシャルワークの一定以上の学位を持つ心理士です。対人関係と生活リズムセラピー（Interpersonal and Social Rhythm Therapy：ＩＳＲＴ）は、双極性障がいを安定させるために毎日の生活リズムに目標を定めます。ＩＳＲＴセラピストは、あなたが普段一日のうちにするすべてのこと、そしてそれをいつするのかに目を向けます。何時に起床し、いつ食事をし、いつ人と関わる活動をし、いつ働き、いつ運動するかなどです。その目的は、考えうる最もいい生活リズムを確立するのを助けることです。興味深いことにＩＳＲＴは、双極性障がいに特定された治療法として有効性が示された数少ない治療法の一つです。双極性障がいの一つの大きな要素として、生活リズムがばらばらになっていることが挙げられます。不眠、過活動、社会的交流が亢進しているまたは減少していることなどによるものです。そのためＩＳＲＴの研究者は、社会交流のパターンを調整して安定させることが気分をちゃんと安定化させる効果を持ちうることを発見したのです。典型的なＩＳＲＴセッションでは、その週にあなたがした活動の記録とその結果の気分とを見比べてみるのです。例えば、もっと早く起きて、夜ではなく午前中に運動することに決める、その日最初の他人との接触を午後一時より前にすれば、最も幸せに感じると気づくなどです。ＩＳＲＴは比較的近年に精神科領域で発展してきた（そして将来性があります！）ものであるため、住んでいる地域によっては近隣でこのカウンセリングを受けられるところを探すのは難しいかもしれません。

向いている人：自分のことにしっかり取り組んでいて、実際的で、双極性障がい研究の最前線に関心がある場合。治療上有効とされるスケジュールが自分に合っている場合。再発再燃を防ぐ方法としてやってみたい場合。

不向きな人：セラピストと考える、よりよいリズムに従うつもりがない場合。スケジュールというものが嫌いで、いいかげんなライフスタイルを持つことに安住している場合。ライフスタイルによる解決ではなく、外傷的体験についての洞察やヒーリングを望む場合。

役者Ⅳ：精神分析家

精神分析家は、心理学あるいはソーシャルワークの学位を持っている場合も、持っていない場合もあります（実際、何の学位も持っていないこともあります。詳しくは後で解説）。セラピーのなかで最も華やかですが、また一方で最も得体の知れないものでもあります。精神分析家の仕事は、意識下の動機を明らかにするのを助けることです。例えば「メーリングマシンをどう扱ったらいいか見当がつきません。だってお父さんが私を決して愛してくれなかったからです」というようなことです。一般的な精神分析のセッションでは、あなたは自分の見た夢について語るかもしれないし、自由連想のゲームをしているかもしれないし、アナリスト自身とあなたとの関係性を論議しているかもしれません。精神分析の主な考え方の一つは、分析家とあなたの関係は、これまでのあなたにとって重要な人とあなたとの関係を反映しているというものです。だからもしあなたがアナリストに対して怖さを感じているとしたら、それは例えばあなたの父親への恐怖や怒りなのかもしれません。また精神分析は、過去の出来事が現在にいかに反映されているかについて理解することを強調しています。そして外傷的体験を乗り越えることを助けるのです。

警告：精神分析家という名称については、米連邦政府も、多くの州も、規定を持っていません。ということは誰でも合法的に自分自身を精神分析家だと名乗ることができるということです（私でも。私に一時間一五〇ドル支払ってくださいね！）。アメリカ精神分析協会の認定を受けた精神分析家を探してください。認定を受けた人なら、精力的に臨床トレーニングを受け、医師免許か心理学、あるいはソーシャルワークの一定以上の資格を持っています。

向いている人：意識下に関心を持っている場合。解決すべき重要な人間関係で悩んでいるとき。フロイトに熱中している場合。自分でも道が見つかったと思った場合。

不向きな人：フロイト理論はインチキだと思うとき。分析すること自体が嫌いな場合。近代医学が認める伝統的セラピーを望む場合。

大衆役者：人生指南役（ライフコーチング）

人生指南役は医療専門職ではなく、心理学の学位を必ずしも持っていなくてもいいのです。私がこれをここに挙げたのは、家庭医が患者にライフコーチングを勧めるケースがあるためです。また必要なことが生活を整えることと目標を決めることに関する援助だけであれば精神科医よりも費用のかからない選択肢となります。

人生指南役にはいろいろなタイプがあります。キャリアについて考えるスペシャリストもいれば、食料品の買い物はどのようにしたらいいかなどの生活技能を教える人もいます。そして夢のようなデートができるように助けるような人もいます。人生指南役の仕事は、あなたのニーズを明らかにするのを助けて、いくつかの領域（人間関係、仕事、学校、個人的なこと）で明確な目標を設定し、成し遂げるのを助けることです。もし人生でどこに向かっているのか、あるいは何をなすべきなのかで悩んでいるのであれば、よい人生指南役はちょうどいい質問を知っているでしょう。あなたに質問をして、自分の人生での目的を（あるいは今週の目的を）悟る、「あー」という瞬間をつかむことに導くのです。認知行動療法と同じように、人生指南は特に行動志向的です。毎週セッションのたびにあなたの目標に近づくように一連のやるべき課題が指示されるでしょう。人生指南役は大学を志願するときのように、特定の課題をどのように始めていけばいいかがわからないという人に勧められることがあります。

人生指南役は、セラピストや精神科医のように専門的な資格のあるものではありません。実際、人生指南はまったく規制がない領域です。このため誰でも、まったくトレーニング、認証や監督がなくても合法的に人生指南役と名乗ることができます。薬を処方したり、精神科的アドバイスを与えることはできず、精神病のような事態に対処したりすることもできません。偉大で正直で誠心誠意の人生指南役がいる一方で、多くの不適格な人生指南役もおり、お金を取って定型の命題一覧のコピーを冷蔵庫に貼り付けておくようにと持たされて家に帰され、人生に対処するのに必要なことはまったく得られないこともあるでしょう。

向いている人：人生をしっかりした軌道に乗せるのを助ける誰かが必要。自分の目的をはっきりさせ、それを達成するための戦略を立てる助けが必要な場合。あなたの味方になって、相談に乗ってくれる誰かが必要なとき。基本的には安定していて、セラピストによる精神科的サービスが必要ではない場合。

不向きな人：精神科的カウンセリングや医学的アドバイスを与えられる誰かが必要なとき（人生指南役はセラピストではない）。自分の過去や人間関係を話し合いたい場合、人生の目標についての助けだけでは十分でない場合。

誕生パーティー用役者：代替セラピスト

以上に述べた5種類のよく知られた心のヘルパーに加えて、身体治療、芸術療法、音楽療法、遊戯療法といった代替セラピーを聞いたことがあるかもしれません。これらのセラピストは、ドラムを叩く、絵を描く、教導具象化、身体感覚、おもちゃを使って夢を行動化するといった活動を通して洞察を得ること、精神的な傷を癒すことを援助します。代替セラピストは、精神科医に診てもらうよりは安い料金、あるいは応能価格で対応してくれる場合もあります。

これら代替セラピーを選ぶ場合も、本流の治療と同じで、役立つかどうか自分に聞いてみるといいでしょう。このセラピーは人生の課題に対処するのにいい状態にあなたを導きますか？このセラピーはあなたの考え、行動、障がいに洞察を得るのを助けてくれますか？もし答えがイエスなら、そのセラピーが本流のものか代替のものかはどうでもいいのです。それがあなたに役立っているのですから！

どの種類のセラピーでも上記の治療内容が終了したら、終わりです。セラピー・セッションに行き、もう何も言うことがなくなったら終結です。双極性障がいとうまく付き合い、完全に安定して冷静になっていると感じれば終結です。もし将来何か起これば、いつでもセラピーに戻っていいのです。

役者についてのQ&A

ここからは、精神療法医に関連した素朴な質問に答えていきましょう。例えば、「精神療法医に嘘をついてもいいの？」「サポートグループに参加するってどんな感じ？」「双極性障がいで入院するとどうなるの？」などです。

「役者は私が嘘をついているのがわかる？」

わかるかどうかは、役者が誰か、あなたがうまい嘘つきか、そしてあなたが嘘をついていることを精神療法医に気づいてほしいと密かに思っているかどうか（嘘をつくとき気づいてほしいと思っていることはよくあります）によって異なります。もちろん精神療法医に嘘をつかないほうが、あなたにとって有益です。お金を払って助けてもらおうとしているのに、真実を伝えて正しい材料を与えないでいて、意味があるのでしょうか？　あなたは精神療法医を雇い、自分を助けてもらおうとしているのです。何も恥じる必要はありません。そしてその職業的義務によって一方的な価値判断をしない相手との正直な関係性は、簡単に捨て去るものではありません。それに精神療法医は有能です。

かつて私はクリスマス休暇中、当時気になっていた男の子とサンフランシスコまでヒッチハイクで行くことにしました。女性の精神科医に休暇の計画を聞かれたとき、とても微妙で説明しきれないと思いました。そのときの会話は次のようなものでした。

精神科医：クリスマス休暇に何をするの？　家族に会いに行くの？
ヒラリー：いいえ、私はバーシティー・アウトドアーズ・クラブで会った男性と一緒にサンフランシスコに行くつもりです。
精神科医：どうやってシスコまで行くの？
ヒラリー：（きょろきょろしながら）ドライブブブでーす。
精神科医：あなたのボーイフレンドはその男性を知っているの？
ヒラリー：（きょろきょろしながら）そーでーすね。
精神科医：そうなの。

あなたは精神療法医に、ある事柄を大げさにとらえてほしくないために嘘をつきます。微妙な問題を認めてしまって、自分の進歩を邪魔されたくないため、あるいはセラピーを終わらせたくて新しい問題を持ち出したくないために嘘をつくこともあります。これらはすべてまっとうな理由です。しかし、精神療法医が何かあなたの生活に起こってきたのと尋ねたとき、何も起こっていないと言って何か隠していると思われるより、「ただ犬が死んだのよ。でも大丈夫よ」と言ったほうが簡単なのです。

「サポートグループに参加するってどんな感じ？」

この本では、サポートグループを精神療法医などの仲間に入れました。なぜならサポートグループでは大勢の見も知らぬ人たちに話しかけますが、その人たちは双極性障がいについて多くの経験を持ち、あなたが経験していることが狂っているのかいないのかを解明するのを助けてくれる人たちだからです。彼らはセラピストの次に役立つ人たちになります。しかしサポートグループに初めて行くことは、精神科医のもとに通うよりもなおさらに不気味に感じるかもしれません。なぜならＴＶで見るような、不快な底辺の涙ぐんだ目をして話し続ける自己愛者たちの仲間のようになるんじゃないかと思ってしまうからです。サーカスを観に行くのと道化師の集まりに参加するのとではまったく違うのです。サポートグループに顔を出すのは、ちょうど自分が欠陥人間のお仲間だと決まってしまうように感じてしまいます。あなたはそれらの人々と一緒にされたくはありません。このような怖れを抱くのは、とても残念なことです。双極性障がいのサポートグループ、特に若い人たちのサポートグループは素晴らしいのに。

アメリカ合衆国とカナダの多くの都市では、うつ病双極支援同盟（Depression Bipolar Support Alliance：ＤＢＳＡ）、あるいは全米精神障害者同盟（National Alliance on Mental Illness：ＮＡＭＩ）に後援されたサポートグループがあります。次にＤＢＳＡに後援された双極性障がいサポートグループに参加した場合のよくある様子を紹介します。

あなたはミーティングルームに入り、プラスチックの椅子を円座にしたところに座ります。二人から二十人の人がいて、もう一人、司会者がいます。彼らは普通の人々で、つまり教室で隣の席に座っている人や、コーヒー・ショップに入ってくる人と同じです。司会者は規則を読み上げます。ここで語られたことはすべて秘密です。暴言や暴力はいけません。「自分たちは医師ではなく、医学的な忠告を与えることはできないので責めないでください」。それから順番に話していき、あなたの番になったら名前と、どんな薬を服用しているか、どんなことを話題にしたいかをしゃべります。サポートグループのミーティングで話す典型的な話題は次のとおりです。

「自分の薬が嫌い」

「私は本当に落ち込んでいるんです」

「この考え／行動／経験は躁だと思いますか？」

「友人／親との問題を抱えています」

「この問題にどう対処したらいいでしょうか？」


初めてサポートグループに行ったとき、私は何の話題にしようかと考えて本当にストレスがたまっていました。私はちゃんと生活していて、ネタになりうる重大なことがあるとは感じませんでした。しかしグループの私以外の全員が話すべき大きな問題を持っていたために、軽躁的になってサンフランシスコ地区広告でフェミニストのポルノ映画の女優を求むという求人に応募したという話をひねり出しました。私はその映画に出ることはありませんでした（私が軽躁状態のとき、キラキラした目で語るのを聞いていた皆は大いに安心したようでした）。でも私は電話して、ヨーロッパから来たくせ毛のポルノ映画監督にオークランドのピザ・レストランで会い、素敵できわどい気分になりました。ボーイフレンドが何日か考えるように必死で説得してくれたので、その先へ進むことはありませんでした。私の「問題」というのは、私は本当にフェミニスト・ソフトポルノ女優になりたかったのか、単に軽躁状態だったのかということです、とぎこちなく説明しました。この話を終えたとき、司会者は軽躁に関して一般的な説明をしてから、私には慢性的に嘘をつくという問題がないかと尋ねました。

これがサポートグループの負の側面です。あなたはサポートを受ける理由になるほどの話題を提示しなくてはとプレッシャーを感じてしまい、また他の参加者はあなたが言ったすべてのことを双極性障がいという面から解釈しなくてはならないと感じてしまうことです。サポートグループという場であるために、誰もが過剰提示し、過剰反応することになる可能性があります。いいサポートグループの司会者は、正直な交流を促し双極性障がいの話のなかにも普通の会話が起こるように促すことでこの過剰効果を減じるものです。しかしよくない司会者は、あなたの言動行動のすべてを病理学的なもの、双極性障がいによるものと決めつけて、過剰効果に輪をかけるのです。この警告を胸に刻んでおけば、参加したグループがいいサポートグループか悪いサポートグループかを見分けることができるでしょう。

理想的には、サポートグループは自分の双極性障がいに関連した問題を似た経験を持つ仲間と十分に話し合える舞台であってほしいのです。そして自分がおかしな行動をしているかどうか健全な審査を行う集まりであってほしいわけです。それからサポートグループの人々は家族やあなたが属する社会の構成員ではないので、巻き込まれることはないのです（あるいはあなたが認めるだけの関与をするのです）。

サポートグループについての確認

∇あるグループに一回参加したら、それから毎回に行かないといけないことはありません。より気軽に、気を張らなくてもいいグループが見つかるまでめぐって歩くことです。

∇サポートグループはあなたのために存在しています。もしその形態が効果的でなかったら、よりよくなるための方法を提案しましょう。人は、ただそれがそこにあるという理由だけでそのシステムに従ってしまいがちです。動いて、改革者になって事態をよくしましょう！

∇たとえ今あなたが完全に安定して幸せであっても、サポートグループへの参加を考えてほしいのです。双極性障がいの他の人々と会うのは楽しいかもしれないですよ。そして実際に問題が出てきたときに利用できるサポートを増やしておくことができるのです。

「入院するってどんな感じ？」

精神科病棟ではどんな処遇を受けるのかを知るには、地域の図書館やビデオ店で調べればそれで十分です。精神障がいの入院治療についての描写は、それ相当の理由で詩になったり、ドラマになったり、スキャンダルとして報告されたりしています。狂ったくそ野郎は精神科病棟に行きつきます。それが精神科病棟の役割です。でも楽しいところではありません。精神科病棟に入っていたことのある人は、入院させられるなんて望む人はいないと非常にはっきりと言います。とにかく魅力的でも、セクシーでもなければ、楽しくもありません。入院はあなたを神秘的にするわけではなく、入院しなかった双極性障がい仲間にすごい奴と思われるようになるわけでもありません。医師たちも、特に若い人たちを、入院させることを嫌います。それは一週間の入院で、一年分も退行させてしまうことがあるからです。入院にそれほどのメリットがあるわけではないのです。

双極性障がいの場合の入院の仕方や理由は、ケースによりさまざまです。もし本当にワイルドになり、強制入院させられたなら、入院の最初の二、三日は鎮静剤のためにそこにいる間の記憶はぼんやりしたものになるでしょう。もしただのかわいい躁での入院で、自分で病院までやってきたのなら、病棟にいる間に何が行われているかははっきり憶えている状態で退院することになるでしょう。いずれにしても、精神科病棟での生活は笑いの渦ではありません。精神科医の診察を受けます。デイルームでテレビを見て、ぶらぶらします。多少の運動のために廊下を行ったり来たりしたり、卓球をしたりします。グループセラピー・セッション、あるいはアイスクリーム・パーラーへの外出があるかもしれません。親や友人の面会があるかもしれません。入院は二、三日から何年にもわたることがありますが、躁病相なら通常二、三週間です。そんなところでしょう。

ジョシュア・ウォルターズは現在二十四歳で、十六歳から十八歳にかけて三回入院したことがあります。彼は入院の経験を混乱、退屈、そして出たいと熱望するばかりだったと表現しています。二回目の入院のときは、成人病棟に入院しましたが、窓のない病棟で、長い廊下があり、患者たちが運動のため、行ったり来たりしていました。「テレビが見られて、食事をとるための部屋があり、それからこの廊下を人々がただ行ったり来たりしていました。それが入院生活ですよ」。

かなり鎮静されていましたが、彼は食事と食事の間は、物を書いたり、ボード・ゲームをしたり、テレビを見たりして過ごしました。

「一日は食事を巡って回っていました。だって何もすることがないのです。働くわけでもないし。かといってリラックスするわけでもないのです。ただそこにいるだけです。誰もどうしたらいいかわからない、よくなるまでただそこにいるのです」と彼は言いました。

二、三日は混乱していましたが、精神病状態が消褪し、自分のいるところがわかり、そこから抜け出したいと強く思うようになりました――苦しいプロセスです。

彼は説明します。「実態は、狂人たちでいっぱいで、人々は本当に狂っていて、正常の見本が見当たらないのです。看護師たちはいますが「薬を飲みなさい」と言って患者を追いかけるだけです。でも「ねえ、こういうふうにすればここを出られるよ」

といった例は見当たりません。彼は後になって気づきましたが「病棟の男性の一人で、普通の服装をしていて冷静に対応していた人が、実際は病院スタッフで、その人の役目は正常行動の例を示すことだったのです」。

病棟で二週間過ごした後、ジョシュアは十分回復して退院しました。彼は入院生活について次のように言います。「入院後二度とここには来ないぞと自分自身に約束しました。その体験が自分にとってとても疎外的な体験であり、いかに自分自身の生活から引き離されていたかを感じたためです」。

「もし治療を受けたくても、受ける余裕がない場合どうするか？」

もしあなたの健康保険ではセラピーを受けるお金が出ないとしても（訳者注：アメリカの医療保険システムではこういうことが起こりうる）、やけにならないようにしましょう。

∇双極性障がいの治療に有効なのは、セラピーだけではありません。私を含め多くの人は、セラピーなしでもちゃんとやれています。しかし本当にセラピーが必要で、しかもそれが得られない場合もあります。そんなときには、次の選択肢に進みましょう。

∇多くの都市では、無料カウンセリングセンターあるいはクリニックがあり、そこでは応能負担システムを提供しています。例えば、サンフランシスコのインテグラル・インスティテュートではセラピストのセッションを一回わずか一〇ドルで受けることができます。資格を持ったセラピストがいる無料クリニックもあれば、訓練されたボランティア・カウンセラーがいるクリニックもあります。ボランティア・カウンセラーからは医学的アドバイス、あるいは薬の処方は受けられませんが、あなたの状況をチェックし、フィードバックして、あなたの問題について安心して話せる空間を提供する、セラピストの役目を果たしてくれます。無料クリニックや代替のカウンセリングセンターは、質の面では少し寄せ集め的なところもありますが、形式よりもセラピーの機能について考えてみると、費用のかからない資源を組み合わせることでお金を払うセラピーと同様の価値のあるものにすることができます。またサポートグループは、セラピーのような働きを持つ、無料の資源の一つです。あなたが大学生なら、大学の契約している無料の精神科医と話せる時間があるかもしれません。

まとめ

精神科医、セラピスト、サポートグループ、そして病院は、初めて接するとき本当に威圧的に映るかもしれません。これら精神療法医やそれに類するすべての治療行為を試すと、現状以上に混乱してしまう可能性もあります。特に精神療法医に診てもらったり、サポートグループに参加したりすると何を言われるかと恐れや不安が大きいときにはそうです。双極性障がいのゲームに慣れてくると、そんなに怖くなくなり、そして治療選択の際により落ち着いてプレーのできる自分になることができるでしょう。「狂っているから」精神科医に会うのではないとわかるようになります。精神科医に会うとxやyというい い点があるから会うのです。自分が敗者であるからサポートグループに行くのではありません。行けば他の経験者たちと話すのが楽しく、有意義であるからそこに行くのです。効果という観点ですべてを考えてみましょう。それがあなたにどう役立つかであって、それがあなたをどう矯正するかではないのです。

第5章

健康的生活を送るには

――食事、睡眠、運動について

プログラム化された機械のようにできればいいのです！　健康的な運動、食事、そして睡眠の習慣のスケジュール化は、いかなる薬よりも気分に深い影響を与えうるのです。この章は双極性障がいという牛の角をつかんで抑えることと、少しのオートミールと運動でその牛を飼いならす方法のすべてを解説します。

同じ食事を繰り返し提供する仕事に就いたものは誰でも、一連の動作を知っています。食事を準備します。食事台を拭きます。人を入れ替えます。「床に落ちた」と言い訳して余ったアボカドを食べます。そうしているうちにタコス屋での仕事が生まれついての習慣のようになります。好むと好まざるとにかかわらずそれがあなたの仕事で、そしてそれを要領よくしなければ、店長はカンザスの両親のうちの地下室まであなたを蹴り返してしまうでしょう。双極性障がいの自分をうまく操るのはそれと一緒です。仕事なのです。しかし、サルサ料理でトマトと玉ねぎの比率を管理するのではなくて、自分のストレスレベルを統制し、いい習慣とルーチンを生み出さなければいけません。それを効率的にやっていくためには次の三つのいい道具があります。運動、栄養、そして睡眠です。おめでとうございます！　これで、あなたはマネージャーにちゃんと昇格できるというわけよ！

マネージャーとは何する人？

自分のマネージャーは自分自身であり、自分を最も大事にする責任があるのです。そのあなたには、最もうつ、あるいは躁を警戒する役目があります。それは客観的で洞察に富んだ頭の中の声で、「現実のあなた」が絶望して正気でないときでも、油断なく見張るのです。うつのとき、うつを癒すためビールやらもっと強い酒やらでどんちゃん騒ぎをしたいと思ったら、マネージャーは一杯のオートミールを提案します。躁になり、タイ国王があなたの電子メールに返事をしなかったのに怒り狂ったとき、マネージャーはあなたに寄り添い、気持ちが落ち着くまで散歩するよう誘います。自分の中のマネージャーは意地悪な声、あるいは独裁者的な声ではなく、必要なときにあなたを助けに舞い降りてくる友人です。マネージャーによってどんな習慣を確立することができるのか見ていきましょう。

運動

双極性障がいと診断されたとき、私は女性専用のジムに申し込みました。シャワーを浴びながら泣き叫ぶためでした。私はそのジム行きを秘密にし、定期的に襲ってくるものから逃れる必要があるときはいつでもそこに行きました。六か月後私はどのジム・メンバーよりも長くシャワーを浴びる記録を作ったのみならず、いつの間にか鉄の肺と筋肉ができていました。アルミ箔の腹筋だったかもしれません。ともかく、要は運動はただ筋肉を鍛える以上にいろいろなことに役立ちます。家に閉じこもることをやめさせます。過剰なエネルギーを燃やしてしまいます。悩み事から目を離させます。素晴らしい人物観察の機会を与えたり、人々と出会う機会にいざなったりするでしょう。運動は、幸福感を誘発するエンドルフィンを体にあふれさせます。そして運動中はぼんやりしていてもいいし、精神を鋭敏にしてもいいのです。私の友人は一人で泳ぐ習慣を次のように言っています。「どんなに狂っていると感じていても、プールではすべて平準化されます。私がうつ状態であってもなくても水は同じ状態なのです。そしてそのことがなぜか私の気分をよくしてくれます」。

すべての運動が同じではなく、重なり合う部分もありますが活動が異なればそれに合う気分も異なります。一人でできる活動、例えばランニングや水泳は、嫌人的な期間でも大丈夫です。一方、野球やサッカーなどのチーム・スポーツは、ソーシャル・ネットワークを築くのを助けてくれるし、水曜の夜に家を離れる理由を与えてくれます。またサイクリングのような律動的で持続的な運動は、エネルギーを瞬時に燃やすテニスのようなスポーツとは好対照です。

うつ病や双極性障がいの人には、持続的で反復的なリズムの運動、例えばウォーキングや水泳などが効果的です。一定のリズムでの歩行は、取り乱した心を慰め、弱った心臓に活を入れ

	身体にいい	気分をよくする	異性を引き付ける
ウォーキング	○	○	○
ジョギング	○	○	○
カポエイラ(*)	○	○	○
ヨガ	○	○	○
バスケ	○	○	○
クリケット	?	○?	?

*) ブラジル生まれの運動

ることができます。リズミカルな運動は、原始のリズムと同じ性質の効果を持ちます。それは人を恍惚とさせ、微妙に息を深く、規則正しいものにするのです。何よりも得点を気にしたり、ボールをぶつけてけがをする心配をしたりする必要はありません。あなたがすべきことはただ腕と脚を自動運転にして、前に進むことです。歩行と気分の関係を示す多くの研究の一つ、二〇〇五年カリフォルニア州立大学で発表された研究では、一日の歩数の多さと、気分の改善、エネルギー・レベルの上昇が有意に関連していることが示されました。(*) 水泳も、気分を高めることがわかって

(*) Thayer, Robert E., et al. "Amount of Daily Walking Predicts Energy, Mood, Personality, and Health." California State University, Long Beach. Presented to American Psychological Association, 2005.

います。そんなに驚くことではないですよ。ただ外に出てやってみてほしいですね。

　他のいろいろな運動を比べてみてもいいのですが――室内、屋外、グループ競技、個人競技などなど――それは自分自身で合うものを考えてみてください。身体にいい刺激を与える以外にも、ただ運動するだけで気分が落ち着いてきたり、しゃきっとなったりします。賢くなった、より魅力的になったと感じることができるのです。困ったときは表のように利点を比べてみましょう。

　基本的には運動はいいことです。ただし、強迫的に運動をするときや、調子が悪すぎて安全に運動できないときはダメです。バンクーバーに住んでいたときに軽躁状態の私が好きだった活動の一つにバラード・ストリート橋で目をつむったまま自転車で走ることがありました。いい有酸素運動とはいえません。友達を呼んで、路線バスにお尻をつっこむようなことにならないように対策しましょう。

運動が嫌いな人のための運動

丸めたティッシュをゴミ箱に入れることもできないほど落ち込んでいて、フリースローなんてとんでもない？　飲みに行こうと玄関から待機しているタクシーまで歩くよりも長い距離を歩いたことがない？　でも希望はあります。前もって少し計画を立てておけば、だまして、おだてて、自分に鞭打って、少なくとも一日一回の散歩に駆り出すことができるのです。大切なことは、外に出かけることを、できるだけ気楽で、魅力的なものにすることです。そして家から出ないでおこうとする反対意見や言い訳を先に摘み取ってしまうのです。自分がマネージャーであることを憶えておいてほしいのです。抵抗は怠けている部下のようなものです。あなたの仕事は自分を助けることです。運動は罰ではなく、喜びです。運動をすれば九九パーセント、すぐに気分がよくなります。靴紐を結ぶのに二十分かけていても、それを忘れないでください。

靴紐といえば、面白い考え方があります。多くの人にとり運動する際の最も難しいことはただ靴を履いて戸外に出ることです。この何かしらしんどい初めの一歩には、どんなに本気でも、足元をすくわれることがあります。外に出るのに役立つ教示がありますので、コピーして目立つところに貼っておきましょう。

まじめに、したいと思わなくても歯を食いしばってこの教示をやってみましょう。自分に、次のように親切にやさしく、祖母のように心の中の声で語りかけてほしいのです。「大丈夫よ、お前。そう、ただ靴を履くだけでいいのよ。そうよ、さて歩いて外に出よう……」。体がそうしたくなるでしょう。そしてマネージャーもそうしたくなるでしょう。

運動するための戦略として他にも、友人に協力してもらいましょう。友人に毎晩家まで来てもらってバスケットの練習に一緒に行ってみましょう。エアロビクス教室に一緒に申し込むのです。友達だけに汗をかかすつもり？　いやですよね。規則があるほうがよいタイプであれば、運動セッションをさぼるたびに友人に五ドル払わなければならない取り決めをしましょう。もしご褒美に弱いタイプなら、毎日の散歩コースはパン屋のそばを通るようにしておきましょう。散歩に出る前に慣れた散歩コースをいくつか決めておきましょう。そうすればどこに行くかわからなくて不安で悩むこともないでしょう。このようにすれば、本当に散歩に行く気がしなくても、外に踏み出すのがかなり楽になり、決まったルートの一つに自動的に出発することになるのです。今私の好きなサンフランシスコの散歩コースは、カストロ地区のセイフウェイです。そこは興味深くて、眺めのいい建物がある素敵な散歩道で、しかもいつも何か面白いことが起こっていて、どれだけ落ち込んでいてもワクワクするのです。最近そこに行ったときには、身

靴を履くための教示

1．目立つところに靴を置くこと（例えば、「靴」と記した目の高さの目立つ台に置いておく。食料品店の食べ物と同じで、ウォーキング靴がどこからでも目に付くところにあれば、手に取りたくなる。）
2．靴Ａを手に取り、足を入れ、紐を締めよう。続いて靴Ｂだ。もっというと、ヒラリーみたいにマジックテープで締める靴にするといい。20 分も節約できる。
3．おめでとう。これで靴を履いた。それでは次のステップに進んで、家から出よう。

外に出るための教示

1．出口はわかりやすいところにすること（例えば、家やアパートの玄関）。それは食料品店の食べ物と同じで、どこからでも目に付くところにあれば、歩いて出てみたくなる。
2．鍵が掛かっていたら、開けよう。閉めたかったら、あなたの後ろで閉めることができる。
3．ドアノブを回してドアを開けよう。
4．そう、あなたの後ろでドアを閉める。
5．おめでとう。あなたは家を出た！

長一メートルのモヒカン刈りの男が二十分も携帯電話で妻と眠たいときに飲む紅茶についてさまざまなブランドのいいところを議論しているのを見かけました。

最後に：スポーツジムに入会するなら契約料金についてきちんと知って判断できる状態のときにしましょう。ジムは料金が高い所もあり、躁状態のときに申し込んだ二年契約を解約しようとするのはとても面倒です。ジムのメンバーになることは、刺青をいれるようなものです。いれるのは簡単、取り消すのはすごく難しいのです。

栄養、食事！

さて、広く信用されている古いたとえを出しましょう。ここに壺があります。そして岩と小石があります。両方を壺に入れたいのです。もしまず小石を入れたら壺は埋まり、岩を入れる余地はなくなります。しかし岩を先に入れると、常に小石の入る余地はあります。小石は少しずつ落ちていって、岩の間の空間を満たすのです。

十分に栄養をとることは、岩と小石を壺に入れるようなものです。岩は健康的な食事の基本的な構造物、つまり蛋白質、ミネラル、アミノ酸、ビタミン、良質な脂肪、そして複合多糖（炭水化物）です。小石はそれ以外にとりたいもの、キャンディー、アルコール、甘いお茶などです。大腸が壺です。さて今や一番健康的な食事とはということで大いに議論されています。でもいい栄養とは、小石にいく前に岩を確保することです。双極性障がいの患者として、あなたは他の誰もと同じように糖分をとったり、フライドポテトを食べたりするのは自由です。自分のニーズを満たしている限りは。先に十分な量の新鮮な果物、野菜、蛋白質、脂肪、炭水化物をとっていればいいのです。良好な栄養状態とは、何かを切り捨てていくことではありません。余分なものをとる前に、大切なものを十分にとることです。小石の前に岩を壺に入れましょう。でも実際の岩は食べないで。あなたは双極性障がいですが、土食者ではありません。

　バリバリの肉食主義者でもパワー・バー（栄養補助スナックの一種）で生きている人でも、自分の食事に目を向けてみることは役立ちます。自分に活力を与えることや気分に悪影響を与えることをしているかどうか見てみましょう。一週間のうちに食べるものや飲むものすべてのリストを作り、健康な食生活に関する国のガイドラインと比較してみましょう。一日に五～十種類の果物と野菜を食べていますか？　たくさん水を飲んでいますか？　カフェインやミントキャンディに依存していませんか？　たとえ自分はいい食事習慣をしていると考えていても、それを振り返り、改善の余地があるか検討するのも悪くありません。私は、自分で非常に健康的な食事をしていると考えています。しかし立ち止まり、考えてみると、今週食べた緑色のものはライムのアイスキャンデーだけでした（ママに言わないでください）。

　双極性障がいは、菜食主義や、長寿食（マクロビオティック）、より高品質の食品をとったり、安い加工食品をやめたりといったことを試す素晴らしい口実になります。また気分のためにいいと証明された食品、そしてその効果を持つとあなたが思う食品を食べることで快適に過ごせます。以下は食生活を計画する際に注意すべきことの簡潔なまとめです。

糖分と加工食品

栄養学者のなかには、加工食品で精白した小麦粉と糖分を多く含むものはインスリンの急激な上昇をもたらし、それがその後血糖値の低下を引き起こし、気分障害を悪化させると考える人もいます。高血糖、低血糖。糖分の魔女狩りに行く必要はないのです。(ノーモア・ケチャップ！　ノーモア・レーズン！)。しかし糖分過多は、はっきり小石の範疇に入り、双極性障がいの症状を悪化させるという人もいます。

模造糖類

人工甘味料は、ガンから奇形やてんかんといったあらゆる健康障害を起こすと非難されてきました。よく引用される*Journal of Biological Psychology*（生物学的心理学雑誌）に載ったアスパルテームとうつ病に関する研究では、気分障害の人は特にこの人工甘味料に過敏であり、摂取は控えられるべきものと結論づけられています。(*) もちろんニュートラスイート（アメリカの甘味料メーカー）とアスパルテームに関するウェブサイトではこの主張は否定されています。この説を信じるかどうかは置いておいて、前回ダイエット・ドクター・ペッパーを飲んだときにどのように感じたかを少なくとも考えてみてほしいのです。その答えがよくないものなら、それをもとにこれからどうするか決めるといいです。

カフェイン

カフェインは友か敵か？　他の多くのものと同じく、そこには両方の要素があります。もしセロクエルのような薬をたくさん服用しているのであれば、朝の眠気を吹き飛ばすため一杯のコーヒーが必要かもしれません。もし躁か軽躁なら、レッドブルの翼はまったく必要ないでしょ

（＊）Walton, R."Adverse Reactions to Aspartame: Double Blind Challenge in Patients from a Vulnerable Population." *Journal of Biological Psychology* 34(1-2), July 1-15, 1993.

う（訳者注：レッドブルはカフェイン含有のエナジードリンク。「レッドブル、翼を授ける」のキャッチコピーがある）。もうすでに舞い上がっているからです。カフェインとうつ病の関連性は明らかではありません。実際にわかっているのは、カフェイン過多は不眠をもたらす可能性があり、不眠がうつを悪くする（あるいは躁も）ということです。もしカフェインを断つことが助けになると思うなら、ぜひやってみることです。カフェインと糖分を絶つことが、健康と精神安定には特効薬だと断言する人もいます。やってみる価値はあります。

オメガ3脂肪酸

オメガ3脂肪酸は、気分障害に回復をもたらすと近頃話題の物質で、「究極のオメガ3ダイエット」といった本がこれを後押ししており、脂身の多い魚や亜麻仁油を多くとることが勧められています。その理論は、元来人間の食事は自然界のオメガ3脂肪酸が豊富なものでしたが、今や大量生産の加工食品での食事に移行して、オメガ6脂肪酸を多くとるようになってしまったというものです。この食事上の大きな変化がうつ病や他の精神疾患の増加につながったというのです。ハーバード大学による目覚ましい研究は、オメガ3脂肪酸を含む魚油カプセルを一日十グラムとった双極性障がい患者は、躁とうつのエピソードが著明に減少したと報告しました。[*] オメガ3脂肪酸が多く含まれる食品には、例えばクルミ、亜麻仁、そしてサバやニシンなどの冷水魚があります。また魚油や亜麻仁油のカプセルを食料品店やドラッグストアで買うことができます。誰が何と言おうとオメガ3脂肪酸が双極性障がいをよくするとは信じないとしても、他の利点があるという証拠が積みあがってきています。それ以外でも魚は脳にいい食べ物です。気が向けば試してみてください。助けになるかもしれません。

気分を改善する食品

スーパーマーケットの店頭に並んだ雑誌で次のような大見出しを絶対に見たことがあるはずです。「ストレス解消10食品」「賢くなる6食品」「気持ちよく若返る99食品」。詳しく見ていきましょう。オートミールを食べるのは、ワイパックス（訳者注：抗不安薬）を飲むのと同じでは

（*）Stoll, A., et al. "Omega 3 Fatty Acids in Bipolar Disorder: A Preliminary Double-Blind, Placebo-Comtrolled Trial." Arch Gen Psychiatry 56(5), May 1999.

ありません（お母さんが言う「砂糖はクラック・コカインと同じ」というのが真実ではないように）。でも特定の食品が神経を鎮めるのに役立つことがあるという主張は若干同意できることがあります。特定の食品が神経を鎮める、あるいは気分を上げる効果がある理由は、それらが血糖レベルを平準化し、神経伝達物質の産出や放出に影響を与えたり、セロトニンの産出を促したりするからです。次に示すもののなかからいくつか食事に取り入れるようにしてみましょう。

血糖を調節する食品

- オートミール（昔ながらの、糖分が付加されていないもの）
- サツマイモ
- 精製されていない米（玄米）

セロトニンを促進する食品

- バナナ

・魚のしゃけ
・カッテージチーズ

オメガ３脂肪酸
・亜麻仁
・魚のしゃけ
・クルミ

食事は決まった時間にとりましょう！

躁状態やうつ状態のとき、規則正しい食事はその牢獄の窓から抜け出す第一歩となりえます（靴、サボテンの鉢、ルームメイトのボーリング・トロフィーよりも前に）。私はうつ状態のときしばしば食べるのを忘れ、やっと食べたときにどんなに気持ちよくなるかでいつも驚いてしまいます。だから今は本当に食事をとることに気をつけています。たとえ躁状態、あるいはうつ状態でなくても四、五時間おきに一日数回小分けにして食べることで本当に自分を大事にすることができます。こうすると血糖値が一日中安定し、また数時間おきに楽しみにするものができます。数回の小分け食事が悩ましいのなら、一日三回の食事を守ってほしいのです。そして毎日決まった時間に食べるようにしてほしいのです。このような些細な日課が自分を保つ王道です。タコス屋のたとえを思い返してください。タコスを時間どおり届けることが必要です。タコス店のマネージャーの立場に立つと、物事がスムーズに回り続けるために食品を安定して自分自身に届けることがいいのです。

食事は他の人と一緒にとりましょう

この間ボーイフレンドと私は、彼の家でディナーをごちそうになりました。食事後家に帰る車の中で、彼はいつも気難しい私がチーズ入りラザーニャとチェリー・パイをどう感じたかと尋ねてきました。私は夕食の食卓を振り返りました。そこには多くの笑いと一体感がありました。手作りの食事でした。私は彼に、「温かい雰囲気のなか友人とラザーニャを食べるのは、一人でキャロット・スティックを食べるよりずっと健康的だわ」と答えました。私は毎晩それを食べたいわけではありません。しかし、ちょうど運動が筋肉をつけるためだけではないように、他の人と一緒に食べることは栄養を摂取する以上のものがあります。後で述べますが、生活の社会的リズムが、食事がもたらすものと同じくらい有益となりえますから、好きな人たちと一緒に食事をすることで、いいことを倍加させましょう。

睡眠――多分もう少し眠ったほうがいい

睡眠が本当にあなたを成り立たせたり、つぶしたりします。睡眠時間がたとえ少しでも減少すれば、躁、あるいはうつエピソードにおしやられることがあります。先にも述べたように睡眠を減らすことは躁、軽躁のきっかけになり、また症状でもあります。そして不眠はうつの不幸な徴候です。どんなに力説しても足りないかもしれませんがたくさん睡眠をとりましょう。そして毎晩同じ時間に眠りましょう。双極性障がいの人は、しばしばアモバンのような睡眠薬を投与されます。あるいはセロクエルのような抗精神病作用に加えて眠たくさせるような薬を投与されます。サッカーの練習を一回さぼっても機能不全に追い込まれることはありませんが、一晩寝ないでいると機能不全になる可能性はあるし、実際なるでしょう。だからどんなことをしてでも定刻にベッドに入り、ひとたびベッドに入ったらいい睡眠をとるようにしましょう。

入眠準備

朝起床するために目覚まし時計をセットするのと同じように、文字どおり目覚まし時計を、あるいは想像上のアラームをベッドに入る一時間前にセットしておくといいです。入眠前一時間、ともかくまとめ、眠りにつくように始動するのです。視覚的・感覚的刺激で脳を睡眠モードにもっていきましょう。あかりを暗くし、お香を焚き、ベッドをきれいにして、心地よく入っていけるようにしておきましょう。ベッドを安らぎとリラックスの聖域にして、食べかけのポテトチップスやコンドームの包装紙で散らかっているところにしておいてはいけません。他の部屋の音がするなら、その音を消すため静かな音楽をかけるようにしましょう。耳栓やアイマスクをしましょう。携帯は切っておき、気ままな友人が朝四時にあなたを起こして、メキシコ料理を食べないかと言ってこないようにしましょう。

不眠への対処

もし慢性的不眠で悩んでいれば、医師に相談しましょう。不眠によく効くたくさんの種類の薬があります。自分に合う薬を見つけられるでしょう。何日も眠れていないというわけではなく、仕事で忙しかったが眠れないという人のために以下のアドバイスを贈ります（一日眠れないと、次の日もまた眠れなくなる可能性がありますが）。不眠症の一つの大きな問題は、いったん一晩眠れなかったら、次の日も今晩眠りにつけるだろうかと不安に過ごすことです。拒食症の人が次のセロリの一本にいらいらするのと同じように、強迫的に次の晩の睡眠プランについて考えて、また眠れないのではないかという思いがこびりついてしまい、もうそれ以上考えられなくなるのです。

不眠症への対応の鍵は、態度とあらかじめ計画をたてておくことです。

態度：で、もし眠れなかったらどうなるというのか？　完璧に安全で、すべて大丈夫。この本を一晩中でも読めるのです。

事前の計画：眠れなかったらどうするか計画を立てましょう。ソフトな照明にした部屋に行き、たとえ何の役に立たないと思っても、眠気の際のお茶を一杯用意しましょう。読むのにいい本を用意しておきましょう。テレビを見たり、コンピューターを使ったりしないようにしましょう。それらは不眠症を悪くするだけです。できるだけ居心地をよくして、不眠を通して自分に話しかけましょう。「大丈夫。ちょっとしばらく本を読んでみよう。なるようになる」。眠れないという事実にイラつかないようにしましょう。

日中の出来事にとらわれてしまっていたら、一枚の紙に考えうるすべての心配を一つひとつ書き出してみましょう。対処しなくてはならない事柄を書き出すプロセスは、自分にコントロールできる感覚を与え、自分が何かすることを忘れてしまうのではないかと思う恐れも拭い去ります。明日保険の用紙を送るといった事柄です。すぐに眠ろうとしなくてはというプレッシャーを自分に与えないようにしましょう。眠れない今、ただ一つの仕事は、眠る準備ができるまで、ソファでくつろぐことです。

夢をみること

不眠症の不気味な効果は、眠っていないとすると夢をみていないということです。そして夢をみていないことがしばらく続くと、喪失感をもたらす可能性があります。眠らない日が長く続いた後、薬物療法によってよく眠れた最初の夜の後、私は起き上がり、自分の失われた部分が洪水のように戻ってきたように感じました。そして自分が眠らないで起きていたときに失われた夢を一晩中みていたと悟りました。ニューエイジの領域にここで入っていくようなことはしませんが、科学者たちは、夢をみることが記憶のような作業に対して非常に重要なことであると合意しています。そして双極性障がいを持った人はより鮮明な夢を経験するという報告があります。

マネージャーの助言

自己管理について最後に言いたいこと。それは部下である自分にやさしくしてほしいということです。ときにはミルクシェイクを飲みに連れ出して、どんな調子かに耳を傾けてほしいのです。フランチャイズして他の人にまかせることについて話し合いましょう。チップ入れに硬貨を入れましょう。息抜きとして控えめな性的冒険をしてみましょう。自己管理をするのはきつい仕事かもしれませんが、その価値はあります。一番の助けになるでしょう。ちゃんといい物を食べて、よく眠って、運動しましょう。そして運勢占いが言うように、この宇宙に無尽蔵の富と幸せを楽しみましょう。お天道様に乾杯！

セルフケアに関する質疑応答

「薬を服用するだけではダメなの？」

「なぜ食事、睡眠、そして運動のすべてを管理しないといけないのでしょう？　ただ薬を飲んでいつもの生活を送ってもいいじゃないですか」

「そう、いいですよ。でも自分にいいことはしないつもりなのですか？」。薬物の目的は、特定の脳機能部位に対処することです。そこが狂っていて自分自身では管理できないのです。でもその他の多くの脳部位があり、そこは自分自身で管理ができるし、すべきです。そして有益な習慣を確立すべきです。睡眠や食事、運動の管理をしないまま薬を服用するのは、あごひもを締めずにヘルメットをかぶるようなものです。あるいは飲酒運転する前にバックミラーに数珠をかけて見えにくくするようなものです。生活様式の適応をしないで薬物療法を受けても、その有効性を非常に制限してしまうだけです。そして生活様式を改善すれば、生活の質を劇的に改善できるでしょう。

「もう人生を楽しむことはできないの？」

「そう、わかったわ。つまり私は絶対禁酒者になり、夜八時に床に就かないといけない。あなたは私の生活をこのたくさんの規則と壁で囲めというのですね」

絶対禁酒主義者に反対するつもりはないけれど、それは私がここで提唱している自己管理の方法とは違うのです。別にパーティーをすることをあきらめなくてもいいのです。あるいは好きな食べ物や酒の小瓶をあきらめなくてもいいのです。ただ自分を大切にするのです、いいですか？　目標はできるだけ健康で、十分な休息がとれていて、安定した状態で、生活の楽しみを最大限にすることです。入院させられること、あるいは友人がビビッてあなたから遠ざかることがそんなに楽しいことなのですか？

このように考えてみましょう。あなたは丘のてっぺんのテニスコートでテニスをしています。コートの周りのフェンスがなかったら、テクニック的にはより大きな自由があります。ボールが丘の下へバウンドして森の中に入ったとしても、後を好きなだけ追っていく自由があります。ボールを追って走っているときに興味あるものを見つけることもあるでしょう。そのようなことが天賦の才に結びつくこともあります。そうでないこともあります。もしテニスコートの周りにフェンスを張れば、丘の下にボールを追っていく必要はありません。それでゆったりとゲームを楽しむことができます。時どきまだボールがフェンスを越して出て行ってしまいますが、それほど多くはありません。

どのくらいの高さでフェンスを作るのかはあなた次第です。フェンスを低くして、ボールが外に出ていくのを多くすることもできます。またフェンスを高く作って鳥かごのようにしてしまうこともできます。どちらにしても、コートにいる時間が多くなり、藪に入ってかぶれてしまうことは少なくなります。

第6章

火事場の恩寵

——不快な状況にも冷静に

落ち込んだり眠れなかったりするたびに、あるいは精神疾患についての無知でバカみたいなコメントを誰かがするのを聞くたびに、慌てたり、取り乱したりするのなら、これから長く疲れる人生を送ることになります。今後の人生には繰り返し何かが起こってくるでしょう。次々と躁病相、あるいはうつ病相の引き金になる出来事、治療計画に合わせるのが難しくなる状況、悪い誤った忠告をする人、ばかげた規則、法律、システム、交通違反の切符などがあらわれるのです。そしてそれらに優雅に対応することができるようになればずっと幸せになれるでしょう。失敗を経験するたびに怒ったり、怖がったり、好戦的になるのではなく、けんか腰を曲げて、その機に賢くなりましょう。平和と知恵の姿勢を育てると、双極性障がいがどんなことを投げかけてきても、対処できるでしょう。

引き金に対処する

自分自身を長く見つめてみると、あなたのボタンを押す特定のものに気づくようになります。冬の暗い空が必ずうつを促進したり、ペットのフェレットと遊ぶと軽躁状態になったり、アルコール依存症の母親と四十五分以上一緒にいると完璧な精神病状態になってしまったりします。でも世界はそういうものです。冬を避けることはできないし、フェレット、あるいは母親をこの先の人生ずっと避けるわけには多分いかないでしょう。それではそれらの課題に対してどう対応していけばいいのでしょうか?

最初の一歩は、何が具合が悪くなるきっかけになるか同定することです。初めての躁病相の前の何週間か、何をしてどう感じていたでしょうか? うつ状態になる前には生活のなかでどんな出来事が起きていたでしょうか？

次に挙げる事柄すべてが、躁病、軽躁病、そしてうつ病のきっかけとなりうる例なのです。

- 家族の集まり
- 試験
- 睡眠不足
- 季節の変わり目
- 失職
- 新しい薬物の服用
- 新しい仕事
- カフェイン、アルコール、乱用薬物
- 刺激的な新しいプロジェクトの開始
- 仲たがい
- 新しい恋人

- 家族の死
- 自動車事故などの外傷的出来事
- 家探しなどの持続するストレス
- 社会的役割が多すぎて、自分の時間が取れない
- 忙しすぎる
- 普段のスケジュールで過ごせない
- 子どもができたといった新しい責任
- 新しいアパートに移ったなどの環境の変化
- あなたの日常にあらわれた新しい人

あなたの引き金を引くものがどんなものかを思いついたなら、次のステップはそれを平穏に処遇する方法を考え出すことです。かならずしも避けたり、人生から切り捨てたりする必要はありません。これは自分で考え抜かなければなりません。書き出してみましょう。例えば次のようなものです。

冬

- 季節性気分障がい治療のため朝に光を使うのを始める
- 家の中で花を咲かせ続ける（春のにおい！）
- スキーを習う（多分冬を好きになることができるでしょう）

フェレット

- 一度に三匹以上のフェレットと遊ばない
- フェレットと遊ぶ時間を一日三十分に定める
- フェレットと遊んだ後は常に穏やかな活動をする

アルコール依存症のお母さん

- 母親に会うときには友人かきょうだいと一緒に行く（そうすれば母親と二人きりにはならない）
- バーで母親には会わない（母親の家や母親の車の中でもダメ）
- 母親と会った後、いきのいいラップ音楽を歌い、ストレスを発散する自分の引き金を怖がったり、嫌悪感を持ったりしないようにしましょう。人生はなるようにしかならないものです。あなたには外部の環境をコントロールすることはできません。しかし、目の前にあらわれる何にでも、前向きで、優雅な姿勢を常に取ろうとすることができるのです。あなたをおかしくしてしまう物事に関して悩んで多くの時間とエネルギーを浪費することも可能です。しかしそのエネルギーを、堅実な管理計画を準備することに向けるほうがいいでしょう。

人に向き合う

人にはおかしなことがあるものです。人々はあなたに自分の忠告を聞いてほしい、デートしてほしい、考えを聴いてほしい、あなたを分析させてほしいのです。気持ち悪い毛だらけの胸の毛を剃った体の写真を撮ってほしいのです。またうっかりバカなことを言ったり、あなたの健康のためにはどちらかというとしないほうがいい何かをするように招いたりしかねないのです。あなたが腹いっぱいのときに食べさせたがったり、眠たいときに起こしにかかったり、どちらかというと飲みたくないときに飲ませようとしたり、彼ら自身によるあなたの気分についての（疑いなく、素晴らしく洞察に富んでいる）分析、あなたからすればまったくバカげた見解を受け入れてもらおうとしたりします。自分の思いをどう自己主張するかあなたが学んでほしいのです。だけどふざけていると思わせることがないように注意してください。自分のニーズが何か知っているのも、自己主張することができるのもあなただけです。

如才なく「いや」と言える一〇の方法

「いいえ。私は今晩はゆっくりしたいのよ」

「癒しのクリスタルがあなたの叔母に効いたって？　それはおもしろい」

「うわっ、もしもう一杯コーヒーを飲んだら、壁登りができそうだ」

「よー、怒っていることは双極性障がいであるのとまったく同じことではないぜ」

「もう眠るよ。皆、おやすみ！」

「あなたのとこの郵便配達員に断薬が効いたって？　すごいね。彼のライフル収集についてまた聞かせて」

「いいえ、結構。私はもうコカインをトイレに流すの」

「私は酔っていない。でも誕生日だから幸せなの」

「うっそー。あなたのボスが双極だなんて私は思わない」

「明日のために休まなくては。また明日ね！」


他の人のすることが本当に優れていることがあります。いい示唆、洞察力のある観察、そして意味のある提案をしてくれます。しかし、悪い示唆に対して起こるのと同じ防衛機制で、いい示唆も遮断してしまうことがあります。完璧にいいもの、心のこもった申し出を、恥ずかしさや困惑、いらいらなどのために拒絶するのです。AA風に言うとこうです。「私にお与えください。本当にダメな示唆は拒絶し、そうではない示唆は受け入れる余裕と、その二つを見分ける賢さを」

面目を失うことなくイエスと言える一〇の方法

「あなたの言うとおり、私は最近少し睡眠が足りない」

「もちろん、あなたの『両耳で感じる音』に関する本を喜んで借りたい」

「そうね、あなたが今晩来てくれるならうれしいわ」

「ねえ、それを左に回してくれる？」

「ええっと、私は今までそんなふうに考えたことは一度もない」

「考えを変えたわ。あなたたちと夕食を一緒にしたくなっちゃった」

「光療法であなたの兄弟がよくなったって？　そのことについて知りたいな」

「とにかく散歩しようよ」

「そうね、じゃ今晩はオレンジジュースを飲むよ。乾杯！」

「ねえ、今日は私、わけのわからないこと言ってない？」


いつも憶えておいてほしいのです。ストレスフルな状況にどう対応するかは、あなたが考えるよりも多くの選択肢があります。どんな選択肢を見落としているでしょうか？　ネガティブに反応する代わりに何ができるでしょうか？　どうしたらうまくあなたの反応を変えて、状況を引き金ではなく学びの経験にしていくことができるでしょうか？

うつと向き合う

私がうつを克服するためにするようになった一番いいやり方を、主治医や精神科医は決して教えてはくれませんでした。ゲームです。私のボーイフレンドが教えてくれて、私がうつになるといつもそのゲームをやります。こんなふうです。彼は言います。「いつから悲しくなったの？」。私は必ず泣き叫び、「ずっとよ！」。それから私たちは一緒に座り、楽しかったことを思い出します。彼は言います「先週メキシコのプロレスラーのマスクをして、ジョギングをしたよね。小さな子とそのお父さんが追いかけてきた」。私は鼻をすすって息をのみます。「あれは楽しかった」。「それに、この前の朝、レゲエ音楽をかけてシーツを服にした君が踊って、僕を起こそうとしたのを憶えている？」。私は頷き、「あの日は気持ちのいい晴れの日だったわね」と言います。そしてすぐにそのリストに続けて別の幸せな思い出を言い、人生はそんなにひどいことばかりではないことを私は思い出すのです。

幸せな思い出を思い起こすのは、脳へのメッセージなのです。それは幸せをもたらす化学物質の産出を刺激します。実際に幸せな出来事を経験したときのようにです。それによって、自分が生来、悲しみに包まれた人間ではないことを思い出します。あなたの本来の気分は、実際はきわめて幸せなのです。そしてこのうつが過ぎ去ればあなたはまた幸せな気分に戻るのです。

「本来の気分」を表わす別の言葉として、「快楽の基準値」というのがあります。

快楽の基準値はしばしば幸福の温度計とも呼ばれ、これが幸せの程度の基本レベルになります。たいへん陽気な人は快楽温度計の値が高く設定され、より抑制的な人の温度計は少々低く設定されています。あなたが躁的でもうつ的でもないときには、あなたの気分はその快楽基準値の周りを前後しています。そしてその日のいろいろな出来事に反応して、少しずつ上がったり下がったりしています。あなたが躁的、あるいはうつ的になったとき、あなたの気分は設定された快楽温度よりも上、あるいは下へと飛んでいきます。薬物療法やセラピーの目標は、あなたの快楽基準値の健康な範囲にあなたをいさせるのです。その区域を飛び出して変動することがないようにすることです。

過去に楽しんだことを思い出すゲームをすることは、脳をその自然な快楽基準値に戻す素晴らしい方法です。それは美しく自然で、まったくお金のかからないセラピーで、実際によく効きます。（興味深いことに、それを十分に活用するなら、それが実際に快楽基準値をあげる数少ないもののうちの一つであることが研究でわかっています。セラピスト、本、薬以外のほとんどすべてのことよりもいいものです。）

躁あるいは軽躁の後の自分と向き合う

躁、軽躁エピソード中は楽しい、あるいは興奮するかもしれませんが、その楽しさはエピソードが終われば去ります。それから煙がはれていくようにエピソードの間に起こったことを思い出し始めたとき、うきうきした気持ちは、たいてい、困惑、後悔、恥の感情に置き換わります。「あーくそ！　あの四十五歳の見知らぬ、ハリネズミみたいな男とセックスして、混んでいるバスに飛び乗り、大声でイエーツの詩を家に着くまで口ずさんで、居間の長椅子を斧でまっぷたつにぶった切った！　ルームメイトは何と思うだろうか？」。この状況で最も重要で思い起こすべきことは、やったことすべてが、あなたが元来だらしないから、傲慢だから、暴力的だからしてしまったのではないということです。あなたは深刻な障害と闘っているということです。インフルエンザにかかった友人があなたの部屋の流しで嘔吐したことを恥じるべきなのでしょうか？　あなたはたまたま躁病にかかっていました。ばか騒ぎや空想の高まりは、その症状なのです。ちょうど嘔吐がインフルエンザの症状であるのとおなじことです。躁病、あるいは軽躁病の間に他の人に言った、あるいはしたことについて後悔したら、その人に電話をして次のように言えばよいのです。「ねえ、私が……のように言ったときは本当はそんなことを言うつもりはなかったんだ」、「躁のときに君の椅子を壊して申し訳ない。直させてくれる？」。あなたが双極性障がいだと知っているたいていの友人は、あなたが回復したのを聞いてほっとするでしょう。一方あなたが双極性障がいだということを知らなかった友人には、そのことについて話し合うちょうどいい機会です。

躁状態の間の行動についていつまでも考えていても仕方がありません。後戻りして変えることはできないからです。あなたができることといえば、今日がいい日になるように行動し、自分自身を十二分に大切にして翌週新たな躁エピソードを回避するためにどうするか考えることです。

不眠と向き合う

不眠は毎晩何百万もの人に呪いをかけます。そして呪い返すとさらに眠りにつきにくくなります。坂道を転がり落ちるようです。前の晩眠れなかったら、今晩眠れるかどうか心配になります。そしてまたそれが眠ることを妨げるのです。あなたは心配で目がさえてしまいます。期せずして眠りを受け付けない体になってしまいます。眠ろうとすれば眠りは訪れないものです。眠りたいときに何時間も起きているのはつらいです。何か建設的なことをしているわけではないが、休んでもいません。地獄にとらわれているようなもので、壊れた電球のように役に立たないのです。

不眠を耐えやすいものにし、早く克服するために、平和的にしのぐ方法を学びましょう。「くっそー、何で眠れないんだ」ではなく、「あー、起きちゃっている。どうしたら楽に過ごせるか考えてみよう」と。不眠に陥るのは、猫を期待しているときにオウムをもらうようなものです。それは望んだものではありません。でもオウムがそこにいる以上、優しくして、芸を仕込むほうがいいでしょう。オウムを怒らせても事態をよくすることにはなりません（怒ったオウムは攻撃してきやすいのです）。そしてオウムに怒っても、オウムは猫には変身しません。そう、あなたは眠れません。そうしたらベッドから出て、ハーブティーをいれましょう。そして静かな電気をつけた部屋に座り、いい本を読みましょう。自分の不眠症を治そう、あるいは屈服させようと必死になるのはやめましょう。あるいは降伏しましょう。そこにいればいいのです。静かに、心安らかに、自分自身のいい友達でいましょう。

必要なだけその晩そうしましょう。

スティグマと向き合う

少し前私はヨセミテ国立公園のふもとにある瞑想研修所に行きたいと思っていました。研修所に関するウェブサイトは、世界中の人々がこの瞑想技法の普遍的真実から恩恵を受けることができると主張していました。しかしその少し下には、双極性障がいと統合失調症の人はその研修所には参加できないと書かれていました。

最も開明的な人々でさえ、このように汚名をきせることをするのです。

スティグマは誤った信念から生じます。ある汚名が着せられた範疇に属しているからという理由で、特定の仕事ができない、あるいは特定のものを達成することができないと思われるのです。その人の才能や能力でみるのではなく、スティグマにより「あなたは双極性障がいでしょう。だからあなたはxとyという特質を持っているはずだ。したがって瞑想するには適さない／健康保険の対象にならない／昇進に適さない／大統領にはなれない」となるのです。世間は、スティグマにより特定の人々を不正に扱うことを正当化します。

他の人々が密かに持つ無知によって傷つくことにならないように気をつけましょう。スティグマに対して立ち上がり、冷静を保ち、理由と例示からスティグマの信念の誤りを実証しましょう。ただ「バカ野郎」と言うだけなら、あなたは自分を見下げ続ける力を人々に与えてしまいます。理性を保てるなら、彼らがどのように間違っているかを示せるよりよい機会を持てるでしょう。怒らずに冷静にいきましょう。

追伸。私はともかく瞑想研修所に行き、見返してやりました（無料だったし）。どうでしたって？　双極性障がいであっても、私の瞑想能力には何も影響がなかったのです。ざまあみろ！

失望に向き合う

急速交代相でない限り、躁状態とうつ状態の間にちょうど幸福で普通に感じる時期を過ごすことになります。長く幸福で普通の時を過ごした後で病相期が出現するとがくんと失望します。かなり長い間、何か月、あるいは何年と安定していると、躁状態、あるいはうつ状態がどんなものかを忘れ始めるのは自然なことです。病相期はすべて過去のことです。永遠に安定を続けると信じるようになります。口に出して言うことはないでしょうが、密かに双極性障がいは治ったと感じています。病気は終わった、もう克服した、寛解のパスワードは破ったのです。

でも突然再発します。うつのぬかるみ、躁の火事。あなたがこれまでうまく築いてきた基礎がぼろぼろ崩れ始めます。そしてもう永遠に去ったと思っていた情緒を感じていることに気づきます。双極性障がいを克服したと考えた生意気さをひどく恥じ、再び躁状態、あるいはうつ状態になったことで家族や配偶者・恋人、そして精神科医をがっかりさせたと感じてまた自責感にかられます。

実態は、双極性障がいの性質として繰り返し、繰り返し病相期が起こってくるのです。私たちは薬を飲むことによりサイクルを遅くし、その重症度を軽くすることができます。そして同じ理由でよりよい自己管理を実践することがます。とはいってでも将来のエピソードをなくすことはできません。

リンゴの木を考えてみましょう。一年中移り変わっています。リンゴの木が葉を失う冬になって死んだように見えても、頭にきてそれを切り倒してしまおうかと考えますか？　いいや春まで待つはずです。リンゴの木は花を咲かせ、また実をつけるのです。あなたには季節の変化を止めることはできません。夏が秋になってもショックを受けることはないでしょう。自分の気分という季節の変化を嘆きの源にすべきでしょうか？

何も移り変わらないものはありません。あなたはひと時も同じではありえません。あるいは（おお、神さま！）ずっとうつや躁でもなく、ずっと若く、ずっと舌ピアスに恋することもないのです。でも言っちゃいますけど、蛇を飲み込む一角獣の刺青は今もすごくかわいいと私は思っています。あなたの移り変わる季節を愛してみましょう。

第7章

落とし穴

——アルコール・薬物と自殺

双極性障がいと診断されてがっくりくるものの一つに、いやな統計的数字群があります。親は双極性障がいについての本を読み、皆が突然、新しく見つかった自殺のリスクについてあなたをしつこく監視しだすのです！　そしてアルコール症のリスク！　薬物乱用のリスク！　高速道路で暴走をするリスク！　危ないことをたくさんしょい込むことのリスクも！！

双極性障がいの人が、平均的な人よりもアルコール・薬物の問題や自殺企図をする傾向が高いのは事実です。ドラッグやアルコール問題が自殺につながる傾向があります。躁病、アルコール、そして薬物はどれも自己抑制を緩めて、自殺衝動に基づいて行動をしやすくする可能性があります。そしてうつ病は、特にアルコール・薬物と結びつくとき、もう一日生きるよりも、自殺することのほうが気分のいい選択だと思わせてしまうのです。しかし統計的数字が悪いからといって、あなた個人がその問題を起こすことを意味するものではありません。そしてもしあなたに実際、自殺念慮による問題、あるいは嗜癖による問題が起こったとしても、それが世界の終わりではありません。それらの問題に対処し、克服する方法、助けになるサポートシステムがあります。自殺、薬物嗜癖、そしてアルコール症は、双極性障がいの森に潜む現世の人食い鬼です（他の森にも潜んでいますが）。それらにちゃんと向き合うことが、害する力を減らしていく第一歩です（うさぎやりすがたくさんいる森がもっと増えればいいのに）。

自殺

ロッキー山脈にハイキングに出かけると、もしハイイログマに出くわしたらどうしたらいいかを伝えるポスターが登山道の入り口に掲げてあります。私はいつもそのポスターを熱心に読みます。よく山に行くので、クマがもし出たらどうしたらいいのかについての堅実な指示が私には本当に必要なのです。でも時どき私はいらついてしまいます。その指示はいつも曖昧で、「冷静に」とか「その場を離れて」などと書いてあります。その場を離れても、もう一頭、背後にいたらどうなるのでしょうか？　私は森林警備隊員にこのことについて質問してみました。すると一般的なハイイログマ対策を復唱した後、彼らは肩をすくめ、「その場に応じて判断すべきでしょう」と言うのです。

自殺念慮に襲われるのは、ハイイログマに出会うのと似ています。自殺したいと思ったときの対処法として、誰でもなんとなくわかってはいます（「その場を離れて！」）。でも具体的な場面のことになると（「しかしクマが二頭いたらどうしましょう？」）、誰も有効な手がかりなど持っていないのは明らかです。恐ろしい、いちかばちかのハイリスク状況で、何でも手元にあるものでただなんとかしなければいけないのです（願わくは、携帯電話か親友の手か）。双極性障がいと自殺に関する統計はひどいものです。いたるところで目にします。双極性障がいで自殺企図をした人は、一〇パーセントから五〇パーセントだという統計をいろいろ見つけることができます。本当に？　五〇パーセントも？　見るとそれらのサンプルは、破産したばかりで悲しみに打ちのめされた六十歳の急速交代相で四十回目の入院をした人から構成されています。多分そのようなサンプルの人々では、自殺企図をする確率は五〇パーセントになるのでしょう。企図とは、それを企てただけで、果たしていないということです。別のサンプル群では自殺企図の割合は二〇パーセントで、また別のサンプル群では一五パーセントかもしれません。

統計をそのまま信用しないようにしてください。統計からはあなたのことは何もわかりません。でも双極性障がいであることは、一般人口よりも自殺のリスクは高いといわれています。そして双極性障がいのなかの特定の要因がよりリスクを上げる可能性があります。危険度は記載しないようにしました（あるものを食べると何倍か可能性が高まるとか）。この本の目的は人間を採点することではなく、人間だと感じてもらうことなのです。リスク要因は次のとおりです。

▽頻回の入院

双極性障がい患者の自殺企図と関連する最大の要因は、頻回の入院歴です。入退院を繰り返すと、ある時点から自殺企図をする可能性が高くなります。このため安定していられるようにあらゆる手段で努力することが重要です（特に服薬と生活をきちんとすることです）。そうすれば精神的牢獄でのひどい体験ができるだけ少なくてすむでしょうから。

▽一回目の病相期がうつ状態か混合状態の場合

双極性障がいの始まりがうつ状態か混合状態だったら、まず躁か軽躁状態で始まった場合よりは自殺企図のリスクは高くなります。

▽双極性障がいの始まりの前に大きなストレスとなる出来事があること

身体的虐待のような波乱の人生上の出来事が双極性障がいの始まる前に急に起こっていたら、自殺企図のリスクが高くなります。

▽病相期が連続すること

もし病相期と病相期の間に症状がない間欠期がないのなら、想像するだけでわかると思いますが自殺企図の可能性が高くなります。精神科煉獄が短期間のうちに命をすり減らします。

▽アルコール・薬物乱用

アルコールや薬物を下手に使ったらダメです。はずみで行動するリスクを高めます。そして自殺企図のリスクも高めます。

▽家族歴

双極性障がいで家族の誰かが自殺していたら、自殺企図のリスクは一般人口より高いでしょう。アルコール症と同じで、両親がアルコール依存症なら、あなたもアルコール依存症を発症するリスクがあります。

リスク要因を注意深く調べ、その要因を小さくするよう働きかけられるものなら働きかけてリスクを小さくすることが可能と考えるのは合理的だと思えるでしょう。しかしライフイベントの強いストレスに反応して自殺することについてだと、自分自身を守る方法はストレス、悲しみ、そして自殺念慮に対処する健全な戦略を立てる以外にありません。あるいは安全領域に自分を置いておくことでしょう。そして自殺が双極性障がいの一つの症状として起こるものなら、自分を守る一番いい方法は安定を保ち病相期をできるだけ少なくすることです。そうすれば、ひどい症状がその醜い頭をもたげるチャンスは多くはありません。

自殺念慮への対処

自殺念慮をおぼえたら（医師は観念形成という）、最初にすべきことはかかりつけの精神科医に話してみることです。自殺念慮はときに抗精神病薬の副作用としてあらわれることもあり、その場合薬物を変えたほうがいいかもしれません。また副作用でなければ、なおのこと助けを求めたほうがいいのです。恥ずかしがったり、躊躇したりしないようにしてください。もし車のブレーキが利かなかったら、機械工が整備しないといけないことと認めるくらい十分にブレーキが壊れているだろうかと躊躇してただ座っているだけなんてことはしないでしょう。自殺も同じことだと思います。

あなたが積極的に死のうと思っていたら（すなわち、今すぐ死のうとしているなら）、できるだけ大きな声で誰でもいいから声をかけ、助けを求めましょう。命の電話に電話をかけて、カウンセラーと話しましょう。精神科医の主治医がいるのなら、電話しましょう。そして母親でも叔父でも親友でもあるいは隣人でも、頼んで車で来てもらい、医療機関に連れていってもらいましょう。救急に駆け込んでもいいのです。地域には信じられないほど大きな、そして熱意と愛情のある自殺予防支援体制があります。彼らはあなたのことを心配してくれます。そしてあなたの命を救おうと悪戦苦闘してくれるのです。

自殺念慮を抱いているときに最も大切なことは、(a)自分を助けてくれる人に連絡すること、(b)一人にならないことです。何をするにしても、お酒を飲んだり、ドラッグをやったりし始めてはいけません。アルコール・薬物はただ自殺するのをより促進するだけだからです。いざというときのために電話番号リストをいつも財布や携帯電話の中に入れておくのはいいやり方です。そうしておけば、あたふたするときにそれを探そうと苦労しなくてもすむのです。自殺念慮は病気の症状の一つであり、現実の正常な考えではありません。自殺念慮を抱くのは、心臓発作が起こったり、ハイキングに行ったときにクマに出くわしたりするようなものです。それはあなたのせいではありません。一般的に世の中にあるものなのです。

自殺念慮を理解する一つの方法

このように考えてほしいのです。

自殺念慮は、双極性障がいの一つの症状なのです。双極性障がいは医学的な状態の一つで、風邪をひいたようなもの、その症状とは、風邪の咳や鼻水のようなものです。体験に基づく個人的なものであっても、自殺観念形成は寒気や発熱と同じく、非個人的なものととらえてほしいのです。病相が解消されると症状も解消されます（もし症状が解消されていなければ、精神科医に相談しましょう）。自殺念慮は非常に怖く感じられかねません。しかしそれを一つの症状、病気の一部分として、心が仕掛ける一つの錯覚として考えてみれば、それほど恐ろしくない文脈に位置づけることができます。

バンクーバーで本当に落ち込んでいたとき、私は石をバックパックに詰め込んで、セロクエルをたくさん服用し、バラード・ストリート・ブリッジから飛び降りてやろうと繰り返し考えました。そうすれば眠すぎて溺れている自分に気づかずに死ねると考えていたのだろうと今になって思います。そのとき私を救ったのは、自殺念慮がごほん、ごほんと苦しい咳のように完全に客観的なうつの症状で、それ以上のものではないと理解したことでした。このような事柄を、瞑想が好きな人たちは「超然」と呼びます。この考え方では、ネガティブな考え方や感じ方を個人的なものとしないで、冷静に観察することが可能になります。またそれに巻き込まれることがなければ、それによって傷つくこともありません。

例：

古い考え方：「ひどく落ち込んでいる。この悲しみには耐えられない。一瞬一瞬が生き地獄だ。死にたい」

客観的な考え方：「あー、私は悲しみを体験しているようだ。ハロー、悲しみよ。私は自殺念慮を抱いているようだ。ハロー、自殺念慮」

このような考え方を実践すると、自殺念慮などのネガティブな思いの攻撃力を奪って、自分を助けることができます。少なくともさらなる助けを得ることができるまでは、生きながらえられます。あなたとあなたの考えとは同じものではないということを確立できます。そして病的考えからこうむる被害に巻き込まれなくてもいいのです。それには練習が必要であり、また薬物療法や医師の支援の代わりになるものではありません（病気にとらわれない完全に開明的な人間になるまでは）が、とても役に立ちます。超然の状態になったら、自分の痛みが永遠のものではないことがわかります。だから痛みから逃れるために、永遠の解決である自殺をする必要がなくなるのです。

自殺についての再考

誰かが自殺したとき、その人を失った哀しみのためだけではなく、自殺が生命とはいかにもろいものかを私たちに教えてくれるために、気が動転します。そして私たち一人ひとりが自分の命を投げ出す恐るべき力を持っています。歩くことができる年齢になれば誰でも自分を殺す力をいつでも持っています。しかし、普通は私たちはそうしません。自殺は、生と死のラインは常に私たちと一緒にあり、いつでも越えることができ、私たちが忘れているときでもそこにあることを思い起こさせます。

自殺を試みることはなくても、双極性障がいであればこの生と死の細いラインをより意識するようになります。「死の淵」のうつから自分を引き戻す薬物療法を受けるのではないでしょうか？　時に荒っぽく、自分らしくないリスクを冒し、生き延びて、死というものは皆が考えるように必ず思い通りになるとは限らないと悟るのではないでしょうか？　躁状態のときに交通量の多い通りを駆け抜けるように、「わお、こんなことができて死ななかった。私は神ではないだろうか？　私は不死身ではないだろうか？　赤いセーターが魔除けで、私を死から逃れさせる力があったのだろうか？」。そしてうつ病のとき、「こんなにひどいのにまだ生きているなんてどうして可能なのだろうか？　死は起きている一刻一刻に経験する何かであるはずで、人生の終わりに起きる特別の機会ではないのだ」。重度のうつ状態の人には、死は常に感じられるもので、この世で一番真実で、避けられないものです。そして死をうまく避けてきた躁状態の人間には、死は抽象的で、起こりそうもない冗談として溶けてしまいます。進行中の「ミスター死」に対する戯れが、風変りな脳生化学と一緒になって、双極性障がいの人たちが生と死の境界を現実に超えてしまいやすくしているかもしれません。

「じゃあ、自殺を企てると何が起きるのか？」

さて、まず第一にあなたは死ぬかもしれません。おかしく聞こえるでしょうが、私はあなたの後追いはしないわよ（結局はいつかは追うことになるでしょうが、それはどうでもいいことですよね）。

もしあなたが死ななければ、発見されて誰かに止められて、その後救命救急室に連れていかれます。そこでは次のようなことが行われます。

救命救急室のスタッフは、まず体を安定化させて（胃洗浄をしたり、胸から銃弾を取り出したり、腕の傷を縫ったりして）、精神的にも安定させます（鎮静をかけます）。血液検査などして、あなたが飲酒していないか、乱用薬物を使っていないか、あるいは自殺の副作用のある薬を飲んでいないかチェックします。次にあなたの精神状態を評価します。どの程度不安定か、あなたの不安定さは急性か慢性か、過去に自殺企図を行ったか、そして今回なぜ自殺しようとしたかを調べようとします。あなたと家族、医師たちは、治療の方法と現在あなたが利用できるサポート・システムについて話し合います。次に救急室の職員は、あなたに入院が必要かどうかを決定します。それはあなたが望むか、あるいは強制的に入院させられるかのいずれかです。強制入院が決定された場合、法的手続きで三日から十日間と決まります（訳者注：アメリカでは）。

入院は必要ないと判断されると、主治医に定期的に診てもらうことと、銃やナイフを遠ざけておくことを条件に家に帰されます。

「命の電話に連絡するとどう対応してくれるのか」

命の電話にはカウンセラーや訓練を受けたボランティアが配置されており、あなたが差し迫った危機を乗り越えられるようにし、今後どうしていったらいいかを示します。あなたが死にたいと思って電話をしたのなら、受け手はあなたの気持ちを受けとめて、あなたの問題でわかったことをあなたに返しながら、続けて電話で話すことができるように励まします。電話の最後には、その人はあなたを地域のサービス機関につなげようとするでしょう。受け入れてくれる救急施設、あるいは医療機関の情報を伝えます。

そう、自殺の危機にいるときにしか電話してはいけないというわけではありません。いつでも彼らは待機してくれています。彼氏と別れることになって泣きたいときにかけてもいいのです。彼らは電話を切ったりはしません。電話することができる精神科医がいないならば、命の電話はいい選択肢です。電話をかけること自体が、あなたがしてしまおうとする自己破壊的なことから目をそらす方法となります。命の電話の番号を電話帳やスマホでチェックしておいてほしいのです。

薬物と酒

双極性障がいに罹患した多くの人が薬物やアルコールで「自己治療」します。そしてそれがしばしば嗜癖となり、双極性障がいをさらに治りにくくしてしまうのです。

なぜ私たちはまず薬物やアルコールへと向かい、そしてなぜさらに嗜癖へと発展しやすいのでしょうか。双極性障がいの人が薬物やアルコールを自己治療に使ってしまう理由は何なのでしょうか？

「今日は親友の誕生日で、私はここ何週間かひどいうつ状態。だからただ本当に今晩はハッピーになりたい。いっしょに夕食に行く前に一人で一杯か二杯やろう」

落ち込んでいるとき、いい気持になる最初の一歩として、アルコールを使いたいという誘惑に駆られてしまいます。いい面は、もし効果があり、友人の誕生日パーティーでいい時を過ごせたら、自分自身気持ちがいいし、ついに幸せを感じられて幸せになり、またうつの克服に前向きになれることですです。悪い面は、飲んでいるのを隠すので罪の意識が残ります。あなたが誕生パーティーにほろ酔い加減で臨んだことを知ると、友人はがっかりするだろうと感じます。これから社会的行事にはお酒を飲んでいくのがいいという有力な予備計画を見つけたと誤って信じてしまいます。さらにアルコールは抑制薬なので、薬剤と同じ脳のレセプターに影響を与え、修正しようとしている脳機能を邪魔することだってあります。そして将来の依存と乱用が準備されるのです。公正に言うなら、もしかしたらアルコールを使うのは「ただこのとき一度だけ」であり、繰り返さないかもしれません。しかしこっそりやってくる悪友のようなものです。そして遺伝負因があるのなら、いうまでもなくドラゴンという悪の象徴になるのです。

「それしか私を寝かしつけてくれない」

私がアルバータ州ジャスパーにあるホテルで、混んでいて、ネズミの住み着いているスタッフ居住フロアに住んでいたとき、騒がしく、夜半三時まで明るいし、私のシフトは朝六時からでした。夜寝付くためにはセロクエル、ハルシオン、ナイトトール（訳者注：米国市販の睡眠薬）をいっしょくたに飲み、白ワインも二、三杯飲むしかないこともありました。結局私は、睡眠が一つの健康への鍵で、睡眠を得るために自分を鎮静化させないといけないのであれば、それでいいことにしました。この方法では私は朝、ボーっとして調子が悪く、自尊心が下がってしまい、そして明るく元気なモーニング・コール係をすべき電話交換オペレーターの仕事の出来はよくありませんでした。

眠るためだけにアルコールを使うのがよくないのは火を見るより明らかです。そして薬と混ぜて飲むことはさらに狂気の沙汰です。苦しまなくてもアルコール依存に発展しうるのです。そしてその過程で薬物療法の効果も減じてしまいます。いい睡眠を得るのには多くの選択肢がありますます。睡眠薬もいろいろあるし、また瞑想など薬剤を使わない方法もたくさんあります。だからアルコールを使って眠ろうとするのに言い訳は通用しません。（アルコール問題がある、という言い訳は別ですが）。

「他の誰もがパーティーに行く。なぜ私は行けないの？」

何をすべきかを忠告されるのが嫌いだったら、特にアルコール・薬物が危険なものだといわれることで余計にパーティーに参加したいと思うようになります。あなたはいつもよりさらにたくさんアルコールを飲み、ドラッグを使い、自分は狂ってはいない、あるいは弱くはないと示そうとするのです。自分は薬物療法を受けていても、まだ自由奔放に楽しむこともできる、そして他の皆と同じように一人の男性、あるいは女性としてアルコールやドラッグを使うことができると示そうとするのです。

本当の力というものは、証明するものが何もなくても、自分は自分だということをもともと自覚していることです。双極性障がいという診断に反発してアルコール・薬物を乱用しても、それがあなたがアルコール・薬物より強いと証明することにはなりません。そうすることは、自己イメージを無傷に保つためにアルコールや薬物が必要だとを考えている証拠です。もし自分を保つことがすなわち酔うことといった束の間の外からのものによるものであるのなら、あなたは誰なのでしょうか？　双極性性障がいだということが、必ずしもあなたはもう飲めない、あるいはパーティーには出られないことを意味するものではありません。多くの人は安全に、そして幸せに飲んで、パーティーに参加しています。双極性障がいでアルコール症の遺伝負因を持っていない人がアルコール依存症にならずに飲むこと、あるいは薬物乱用者にならずに平和にパイプを吸うことは十二分に可能です。しかし何かを証明するために、あるいは双極性障がいを自己治療するために生活にアルコールや薬物を持ち込むのはやめましょう。燃えている納屋をガソリンで消そうとする以上に、まったく無駄な企てだからです。

「もしすでに依存症だったらどうする?」

もしあなたがアルコール症、あるいは薬物嗜癖を合併している場合、双極性障がいの病相を安定化させたいと望むなら、嗜癖に対処する必要があります。

アルコール症と薬物嗜癖は双極性障がいと合併することが非常に多いのです。アルコール症と薬物嗜癖の人が双極性障がいになることが多いのか、双極性障がいの人がアルコール症と薬物嗜癖を発症することが多いのか?　それはニワトリが先か卵が先かという話です。アルコール症と薬物嗜癖は、双極性障がいの治療をほとんど不可能にしてしまう可能性があります。アルコールや薬物が気分サイクルを悪化させ、薬物療法を妨げるからです。また、双極性障がいからくる症状なのか、酒や薬物からくる症状なのか区別することは困難です。双極性障がいの上にアルコール・薬物嗜癖を重ね合わせるのは、インフルエンザにかかった人に腐った食べ物を与えるようなものです。その人は二倍吐くことになるし、今やそれがウイルスのせいか、食中毒のせいかわからなくなるのです。

この本はアルコール・薬物嗜癖の回復のための本ではありません。では私のアドバイスはというと、ＡＡ（ＮＡ）のミーティングに行ってみたらいいと思います。そこには助けがあり、それが役立つのです。

第8章

人生というゲーム

——大学と職場における双極性障がい

躁とうつは、あなたが船に乗っていても、ヤギといようと、雨の中にいても、列車に乗っていようと、こっそりとあなたにしのび寄ってきます。大学、旅行、そして仕事の間じゅう自分の脳の特異性に気をくばらないといけないようになっています。また他の人たちよりも気を使わなくてはならない状況もあります。大学や職場が双極性障がいを悪化させるのではなく支えてくれるように最善を尽くすほうがいいでしょう。自分に味方するようにシステムに働きかけるのをうまくやれば、人生というゲームはあなたにとっていい方向に動くでしょう。

大学：精神障がいには天国

大学は無料、あるいは安い料金で、調子の悪いときを切り抜けるのに役立つ資源の宝庫です。本当に、お金を払う価値のあるものです。どの大学も、多分以下に挙げるものがいくつかあるでしょう。

▽ストレス発散のための無料のジムやスイミングプール

授業の合間に少し泳いだり、身体を動かしたりすることは気分の沈んでいるときには特に有効です。なぜなら運動は精力を増進させ、自分について気分よくさせるものだからです。それに運動しているときには誰にも話しかけなくてもいいのです。

▽無料の学生相談所

ピアカウンセリングセンターを開設している大学もあります。気軽に立ち寄れて、秘密は守られ、係の人と話ができるのです。初めは気おくれするかもしれません。係の人はあなたのためにそこにいます。そうしたくてそこにいるのです。

▽社交室

私がいた大学は同好の士のための社交室がありました。女性のための休憩室、ネイティブ・アメリカン休憩室、瞑想のための休憩室、環境保全社交室。しかもほとんどが十分には利用されていません。あまり使われていない社交室は世俗から逃避するために完璧な場所で、日中昼寝もできます。無料のお茶や電子レンジがあることもあります。

▽学生団体

大学の規模にもよりますが、メンタルヘルスの問題に特化したグループが設立されている場合もあります。

▽隅

音楽練習室、図書館のブース、掘割など、大規模なキャンパスの建物群のなかでプライバシーが保てて、静かな場所があります。どこかで心を鎮めたいとき、あるいは泣きたいとき（それとも恋人と二人きりになりたいとき）これらの場所が利用できます。

▽美しい自然など

多くの大学キャンパスでは、森、池、砂浜、庭園など、素晴らしい自然を見ることができます。授業の合間に「グリーン・タイム」をとるのにとても便利です。木々や葉の間を散歩するのは健康的です。やみつきになるかもしれません。試してみてください。

▽いろいろな人々

大学のキャンパスは、あなたのことを知っている、あるいはあなたに気づく人であふれています。たとえもし真の友人が二人しかいなくても、少なくとも二ダースの人たちはあなたのことを「背が高くて、赤い靴を履いている人」と知っており、何人かの教授は「二列目に座っている女性」だと知っているのです。もし孤独を感じるのなら、キャンパスをぶらぶらするのが、部屋に一人きりの状況からの脱出の第一歩です。そうすれば誰か知っている人と出会う可能性はかなり高いでしょう。

▽図書館

もし軽躁、もしくは躁状態でお金を使ってしまいそうなら、お金をすべて使ってしまう代わりに図書館の本を百冊でも借り出すことができます。本を借り出すというのは買い物と同じような気分になれますが、後で本を返す限りお金はかかりません。

▽有意義な活動と気晴らし

大学では常に何か生産的なもの、あるいは気晴らしになることがあります。エッセーを書く、無料の演劇やコンサートに行く、あるいは教室に座っているだけでもいいのです。

▽精神障がい者に対する寛大な方針：単位不習得、スケジュール変更、あるいは半期休学

大学はもともと進歩的なところです。双極性障がいという医学的な理由で、朝早くの授業ではなく午後の授業を取るように変えることをためらってはいけません。通常より少なくコース

を取ってもいいし、卒業に必要な単位をインターネットで取ってもいいのです。

大学：精神障がい者には地獄

精神疾患に対処していると、大学はときに拷問を受ける場所のようにもなりえます。人々に囲まれていながら、孤立して、寂しいかもしれません。宿題やスケジュールに圧倒され、際限ないプレッシャーや刺激で擦り切れてしまうかもしれません。双極性障がいを持ちながら大学でなんとかしないといけないとき、あなたは以下の課題にぶつかる可能性があります。

▽過労

研究室でのレポート、実物大の自画像デッサン作成、そして月曜日締め切りの二十ページのエッセー作成。それらを完成させるためには週末全部徹夜する以外に選択肢があるでしょうか？

▽過密スケジュール

朝の授業は八時からですが、ルームメイトはよく夜半三時までデスメタル・ミュージックを演奏しています。昼食休憩は三時から三時半の間、それまで死にそうに腹ペコで、もう何時間も集中できずにいます。

▽過度の刺激

それは止まることがありません。授業に出る、ジムに行く、宿題をする、友人と夕食に行く、飲みに行く、そしてクラブに行き、閉店までダンスをするなど。それを週に三、四回です。

▽孤独

このうえもなく落ち込んでも、寮では誰もあなたがこの三日間部屋から出てこないことさえ気づかないことも。あなたは教授の名前さえ知りません。課題の期限の延長をお願いするのにも苦しむかもしれません。

▽アルコールと薬物

どこかでいつもパーティーをやっています。逃れられません。ビアガーデンやホーム・パーティー、あるいは酒を飲んでのカートレースなど毎日のように何かあります。社交行事に飲酒はつきものみたいなのです。

大学で天国と地獄のバランスをとる

「天国」のリストに示した項目は、「地獄」のリストの項目のいくつかに対処するのを助けてくれるはずです。もし過労があなたを軽躁状態に追い込みそうだったら、一つ授業に行くのをやめてしまいましょう。もし十分な睡眠がとれないのなら、午前中の授業をやめて、午後か夕方の授業をとるスケジュールに変えましょう。より刺激を少なくして、一人の時間を多くする必要があるのなら、オンラインで授業の一つをとりましょう。そうすればあなたは部屋を出ずとも授業をとれます。もし孤立感をおぼえていたら、どこかのグループに属したり、学生相談所に行ったりしましょう。入院治療後に大学に戻ったときには特にこのようなやり方で自分を支えるのが大切です。多くを要求される大学生活に戻るのは簡単ではありません。精神科病棟のルームメイトとボード・ゲームをする際、さいころをどう振ろうか考えるのに十五分もかかるような生活を六か月もした後だと大変です。自分を大目に見てあげましょう！

授業：しんどくてとれないような感じなら、留保しなさい

大学在学中に調子が悪く、その精神的不調を示す診断書を医師からもらっていなければ、単位が全然取れず、多分卒業のチャンスすら逃してしまうこともあるでしょう。だから精神療法医の報告書であなたが健康上の理由で授業に出られない、試験を受けられないことを証明するものをちゃんともらうようにしましょう。そして大学当局の書類にきちんと記入して、公式に認めてもらいましょう。精神療法医の診断書があれば単位を留保してもらったり、オンライン・クラスの修了を一、二学期遅らせたり、半期休学したり、十分健康を取り戻して就学できるようになるまで卒業を伸ばすことができます。

一般的には単位保留、あるいは卒業延期にはいろいろな書類と署名が必要です。通常以下の項目が一緒に必要です。

・医学的証拠書類（例えば、精神科医からの報告書）
・追加、あるいは留保用の書類、指導教授の署名したもの
・アカデミック・アドバイザーの署名
・学部長の署名

大学の教務課ではどの書類と誰の署名が必要かちゃんと教えてくれます。これらすべての人たちに頭を下げるのはいやなものですが、しかしそうしないともっといやなことになり、単位取得は失敗に終わるのです。

現実感を失う

現実検討感覚を混乱させる病気と共に過ごすことは、まじめにあなたの人生での選択を再評価することになるでしょう。本を読んで感想文を書くことや、方程式を憶えること、そして宿題を提出することを際限なく繰り返すことが、意味なく感じられます。ひどく悲しむべき無意味さを、現在の自分の経験に照らして感じるのです。ほとんどの教授やクラスメイトの見方と

完全に異なる世界観にあなたの目は向けられています。ちょうど月の裏側から帰ってきたときに、地球上の地質学について専念して考えることは難しいのと同じです。

　時どき双極性障がいはあなたを立ち止まらせて、正しく生きているかどうか自分に問いかけるよう仕向けます。私が追及しているものが、本当に追いかけるに値するものか？　本当にほしいと思っているものを望んでいるのか？　知っていると思っているものを本当に知っているのか？

　そうなるともうあなたは大事な質問を忘れ、自分の古いパターンに戻ります。次にまた思い返すまで。

　大学での疎外感に対処する一番いい方法は、自分と友達になることと、個人的な洞察を学業に結びつけることができればそうすることだと私は発見しました。女性学のクラス？　カナダの女性の間のホームレスとメンタルヘルス関連についてのエッセーを書くのに最高の場でした。十八世紀文学のクラス？　エドマンド・バーク（哲学者）の崇高な理念の崇高さは、二十一世紀の精神病院を物語る見方として考えると魅惑的です。常に精神的に病んでいる考え方にとにかく引っかかっているのなら、学生という立場を生かして、それらの考え方を詳細に探求すればいいのです。魂のない日常のことを何でも、意味があるものにする方法を考えましょう。あなたの力を悪ではなく善の方に向けるのです。

自分自身の精神の保養を大切に

授業をさぼる許しを自分に与えましょう。講義室を出て歩いてもいいし、精神的ダメージを受けずに過ごすために必要であれば一日大学を休んでもいいのです。病休後大学に戻ってきたときにともすればしてしまう一番大きな間違いは、すべて一度にやろうとすることです。授業、クラブ活動、アルバイト、社交活動など。ゆっくりやりましょう。学期中にとる授業は五つではなく、三つに。毎晩飲みに行くのではなく週末のホーム・パーティーに。気楽にやって、一期遅れて卒業するほうがいいのです。過剰な負担を背負い、結局入院して、一年遅れることになるよりはいいですよ。

一日に一回、あるいは週に一回、自分のために少し休息をとっておくと助かります。外に出てコーヒー・ブレイクをしましょう。そしてすっきり、ゆっくりと自分自身を振り返ってみましょう。アイスを食べるのをやめて、時どきかわりに歩いてみましょう。際限のないキャンパスの騒々しさから離れて、浜辺、あるいは森の中で過ごしてみましょう。自分自身にやさしくしましょう。自分以外の世界と葛藤してひどく調子を悪くした体験から、抜け出してきたばかりなのです。だから再調整するのに時間がかかります。自分を危険にさらしてはいけません。やさしく、大事にいきましょう。

職場：精神障がい者には天国

職に就くことでいろいろな種類の特典を持てます。あなたの気分に間接的に、または直接的にいい効果があります。ブラック企業でなければ、職場は多分以下のいくつかを提供してくれます。

▽健康保険

職がもたらす健康上の利益を過小評価してはいけません。アメリカ合衆国では個人の保険に入るのはきわめて難しいのです。特にあなたの書類に双極性障がいと書かれているのなら。

▽きちんとしたスケジュール

定時の仕事があれば、毎日ほぼ決まった時間に床に入り、起床することになります。これが気分の安定にはきわめて重要なのです。

▽ソーシャル・ネットワーク

もしあなたが同僚とそれほど仲がよくないとしても、職があれば知っている人の数が増え、その人たちはあなたの行動がおかしいときには教えてくれるでしょう。それにあなたが職場に姿を見せなかったら、誰かが気づくでしょう。これは睡眠薬を飲みすぎる傾向があるならば特にいいことです。

▽給料

これまでの人生で両親にずっと頼ってきたのなら、給料をもらうことはあなたに自立の感覚を与え、他の方法では得られない自己決定権をもたらします。

▽生きがい
やりがいがある仕事をすることは、健康に非常にいいのです。特に成果がわかりやすい仕事をしていたらなおさらです。もしうつっぽかったら、仕事が心をその気分から離してくれるでしょう。そしてもし軽躁状態なら、仕事に専念していればトラブルに巻き込まれることはないでしょう。

職場：精神障がい者には地獄

仕事はあなたの秩序をすべて混乱させ、躁病、あるいはうつ病を増悪させる可能性があります。意地悪な上司や先輩がたくさんいるものです。彼らは労働衛生の検査官への付け届けをしなくてもへとも思わないのです。どんな仕事でも以下のことに気をつけましょう。

▽過重労働
大学と同じように、仕事やプロジェクトの負荷が大きすぎて、勤務時間が終わってからも心

にのしかかってきます。会社は、法人全体の会計の仕事をやらすのに一人で十分と本気で考えているのでしょうか。

▽安定しないスケジュール

仕事は朝六時からですが、でも夜半二時までは眠れません。あるいはスケジュールがいつも違うので安定したリズムを決して作れません。あるいはオンコール体制で二十四時間いないといけません。一体いつ、眠気が出てくる可能性のあるn精神病薬を服用すればいいのでしょうか？

▽意義がわからない

三か月前あなたは躁状態で、自分が救世主だと思っていました。しかし今や病状は安定し、薬を飲んでしっかりと働いています。意義ある仕事？　そう！　マグダラのマリア（訳者注：イエス・キリストの死と復活を見届けたとされる）が今のあなたを見ると血の涙を流すでしょう（あるいはあなたが彼女を見られれば……それはできませんよ。だってあなたはもう精神病的ではないからですね。そうでしょ！）。

▽ひどい同僚たち

あなたは同僚たちとはあまり仲がよくありません。実際彼らは最悪の人たちです。堕落していて、これまで会ったなかでも無知な奴らです。彼らはあなたがどういう状況かも知らず、しばしば泣かせていることも知りません。そう、仕事が終わったら奴らと飲みにいかないといけないのですかね？

職場で天国と地獄のバランスをとる

改善できない職場もあります。もしあなたがその仕事が嫌いなら、辞めてよりよい仕事を見つけることです。好きな仕事に就いていれば、愛する仕事になるように努力することです。そして仕事が双極性障がいを悪くしないようにするのです。時間が一定でないのが問題ならば、毎日同じシフトにしてもらうように要求してみましょう。医師の意見書を持っていけば、雇用者はあなたの要求に対応してくれるはずです。オフィスワークならば、週に一日から数日は在宅勤務にすることができるかもしれません。どこで働くにしても、休憩をとることに関する権利があるのを知っておきましょう。規定上二回の十五分休憩と三十分の昼食休憩が許されているのなら、それを取りましょう。散歩で新鮮な空気を吸い、軽食を取り、健やかでいましょう。

自営業

そもそも会社勤めが必要なのですか？　あなたがいることも知らないボスや会社のために奴隷になるよりも、他に自分を支える方法があります。双極性障がいの人たちは、そうでない人たちよりも創造的ではないでしょうか？　機知に富んではいないでしょうか？　リスクをとる意欲がよりあるのではないでしょうか？

不快な仕事が問題となるのなら、自分でやったらどうなのでしょう？　自分でスケジュールを管理し、どんな仕事をするのか自分で選び、興味が持てる新しい技能をいろいろと工夫し、その過程で経験を積んでいく仕事をやっていけばいいのです。憂うつになるオフィスなどなく、いやな奴もおらず、精神健康のための休日が必要なときにダメと言う人もいません。自営業は、短期的には、調子がとても悪いとき、フルタイムの仕事に就けないときに、すごくいい選択肢です。長期的には、自由で報われることに恋するならば素晴らしい選択肢となります。

こんなのはどうでしょうか?

- 音楽のレッスン
- 何かを作って売る
- ネットで中古品を売る
- 自分の専門分野でサービスを提供する
- フリーランス・文筆業

自営で行こうと決めたら、まだ健康保険が使えるかどうか、保険の規定を確かめましょう（訳者注：日本だと国民健康保険に入る）。

精神健康のための日を作る

学校に通っている、仕事をしている、自営しているにかかわらず、その毎日から離れる必要のある日、あるいは病相が発現しそうだとわかる日があります。休みを取りましょう。働きづめにしたり、学業を続けたりして、躁、あるいはうつ病相になるよりは、一日休んで自分自身をクールダウンしたほうがいいのです。最良の精神健康日は、リセット・ボタンを押す日なのです。少し時計を巻き戻し、緊張をほぐしてみましょう。例えば私の最良の精神健康日は次のようになります。

午前 10 時：いつもより余計に睡眠を取り、それから起床して、そこそこの朝食を作るのに時間を取ります(オートミールにクルミと果物。脳にいいわよ！)。
午前 10 時半：好きな音楽を聴き、着替えて髪を洗います。(何か精神的問題が起こり始めたとき、自分の衛生を保つのが初めにすべきこと。そうすると再び正気を取り戻すことができます。清潔な服を着て、髪を洗うこと。)
午前 11 時：バスに乗り、自然がいっぱいの公園に行く。私は自分がおかしいと感じ始めたとき、バスに乗るのが好きです。ストレスが少なく、快適で、運転に責任を持つ人がいて、自宅でぶらぶらしているよりも孤独ではなくなります。
正　午：散歩します。散歩はいい運動で、過剰なエネルギーを使ってしまい、自分に意味のあるスピリチュアリティーを感じます。ついでに、仕事／大学をサボって滅びの山に登っていたというのはちょっとカッコいい気がします。
午後４時：散歩終了。バス停の近くの喫茶店で昼食をとります。私はあまり外食をしないので、そこでの昼食は特別で、大事にされていると感じます。それがいいのです。
午後５時：バスを待っている間に日記を書きます。書くことは、私の脳を爆発させずにすむ方策です。だから特に変だと感じたときに、日記をつけることに時間を割く必要があるのです。
午後６時半：素敵な長いバス乗車の後帰宅。ルームメイトと話をします。すごく気持ちがいいです。
午後８時半：遅いが健康的な夕食を取ります。
午後 10 時：明日の大学／仕事に備えて十分睡眠をとるため早めにベッドに入ります。いい精神健康の日でした。

第9章

周囲の声
——友人や家族とどう向き合うか

自分が双極性障がいだと他人に伝えることは、蛇が一角獣を飲み込む刺青を入れているのを初めて他人に見せるようなものです。もしその人たちがあなたは狂っていると思ったらどうします？　もしどぎまぎしたらどうしましょう？　それが世間に漏れたらどうします？　こんなことをきれいさっぱりなくすことはできないものでしょうか？

堅実な友情や恋愛は、健康的な生活の基礎です。特に双極性障がいの人の生活にとっては。この章ではあなたの身近な人や親しい人たちとどう付き合っていくかのさまざまな面を取り上げていきましょう。

第一部：デート

双極性障がいの人のデートと双極性障がいでない人のデートは共通点が多いのですが、ただ双極性障がいの場合、あなたのパートナーは、薬、うつといったことに冷静でいないといけません。そしてときには寝室の壁紙を夜中の一時に張り替えようとしているあなたに自分の部屋から追い出されてしまうような躁状態のときにも冷静でいないといけません。あなたはまたパートナーがずばり指摘してくれるとき（「あなたは躁状態だと思う」）、改善への対応を決断しないといけません。また友人が病気のことでちゃんと気づかせてくれたり、説得してくれたりするのなら改善へ決断しないといけません。ほとんどのとき、誰とデートしていてもあなたが双極性障がいだという事実は、完璧に気づかれないでしょう。しかしときに症状が出ると、あなたはパートナーに洞察し、理解し、精通していてもらう必要があります。

「新しい恋人に自分が双極性障がいであることをいつ、どのように伝えればいいの？」

いつ初めて知らせるべきでしょうか？　初めてのデートのとき？　新婚初夜？　いつでも両者ともすっきりしているとき？

人は言いたいことが言えます。誰かにキスする（あるいは双極性障がいだと告げる）ときはいつかという決まりなど意味がありません。本当に大切なことは、あなたが伝えるときの気持ちです。ある夜に、美しく、幸せなフレンチ・キスができるか、あるいは罪深く、不幸なフレンチ・キスをするか、その違いはその夜に特有の何かではありません。事実はキスに特定の気持ちを込めるように選択したことです。

同じようにいつ、そしてどのように、愛を育もうとしている相手に自分が双極性障がいだという事実を伝えるのかよりも、伝えようとする態度のほうが重要です。もしあなたがその話題についてこちこちになり、周りをこっそりと歩くような話し方をすれば、不必要な秘密と心配がついてくることになります。もし素直に向き合い、あっけらかんとしていられたら、あなたはそのことを冷静に話すことができるでしょう。

自分が双極性障がいだと大切な人に伝えるのにどれだけ神経質になっていても、神経質になることを自分で選択しているのだということを自覚してほしいのです。そして告白について神経質にならないことを選ぶことは、ちゃんと単純にやろうと思えばできるのです。二人の関係のなかで双極性障がいについて正直で、積極的な態度をしっかり持てるなら、大きな利点を得ることになるでしょう。私を信じてください。いったん双極性障がいであることを冷静に伝えることができたなら、あなたのパートナーはわかってくれます。その人もあまりこだわらなくなるでしょう。病気について冷静に話すことができるでしょうし、質問も冷静にするでしょう。何かがオープンになれば、それはもう恐れることはないからです。（冷静に話し合えないなら、ただいつまでも相手の不満を言って過ごすことになるでしょう）。

双極性障がいの話を持ち出す際には、特別なシナリオや特別なときは必要ありません。やり取りのシナリオを稽古することは、あなたがまだ心配なことを示しています。だから病名を伝える前に、その話を持ち出す前に、自分自身の姿勢を本当にしっかりさせるべきなのです。私はそれがどのようなものか知っています。私が決心して、双極性障がいだと診断を受けた後の初めてのボーイフレンドに伝えるまでに二か月かかりました。その間は、どう伝えるか練習したりしていました。そうして計画したり心配したりすることで、双極性障がいという話題はとてもひどい呪いをかけたようになりました。ついに彼に伝えたとき、私の恐怖に満ちた表情は、伝えた内容そのものよりも彼をずっと動揺させました。私はその後何日もきまり悪くて顔から火が出そうな状態で、二人でそのことについて再び話すことは決してありませんでした。

その後二、三年で私は自信が持てるようになり、ドジをするのは（多少）少なくなっていたため、私の双極性障がいに対しての姿勢は変わりました。そしてそのため、自然にそれにまつわる呪いも変わりました。現在のボーイフレンドには、出会った夜に私は双極性障がいなのといいました。それは自然に口をついて出てきて、付き合いの楽しみの一部として普通の話し合いとなり、それ以来完璧に気楽な話題になっています。彼の用意した気分チェックリスト・ワークシートを完璧に毎日やり、血漿セロクエル濃度検査をランダムにやっている限り、彼は私を防音ブースに閉じ込めようとはしません。

中国の王小波という作家の著作のようにしましょう。重いことを軽く扱い、軽いことを重く扱うのです。双極性障がいは重いものにもなります。でも罪悪感や不安を加えてさらに重くしてしまわないようにしましょう。

「他人に自分は双極性障がいだと話すことがなぜそんなにきついのか?」

誰かに自分が精神疾患であることを明らかにするときには、あなたは取り乱してしまいます。相手の反応はコントロールできず、また相手のあなたへのイメージがコントロールできないからです。彼らがあなたを見る目が変わってしまうことを心配します。馬鹿とか、気味が悪いと思われることを心配するのです。あるいはぎこちない沈黙が起こって、それを埋めるためにあれこれ余計なことを言ってしまうことを心配します。あなたは相手の反応について責任を取らねばならず、しかし人の反応というのは完全にあなたのコントロール外のことなのです。あなたは一方のコートにいるテニス選手で、念力で相手のサーブを導こうとしているようなものです。

実際、その心配はもっともな理由からなのです。人は、関心ある人がいつも「同じ人」ではないかもしれないと告げられるとひどい反応をしてしまいます(しばらくあっけにとられて動けない可能性もあります)。それは怖いことです。だから、そう、あなたは自分が期待する反応が得られるとは限らないのです。しかしあなたがあまり力を入れなければ、いい方向に向かうでしょう。

なんでだと思います？　ホルモンがあなたのために受容を促すのです。人はとても不合理です。たとえ仮にあなたとデートするのが恐ろしいことで、さらにあなたが一か月ごとに残忍で、邪悪で、サタンを崇拝するドラゴンで、そこらじゅうやかましくひっくり返し、若者のポップスを聴く奴だと聞かされたとしても、彼らは多分あなたを好きになる合理的な理由を見つけるでしょう。「そう、ただの悪魔じゃないか」、「単に人気ロック・バンドだろう」。もし誰かが本当にあなたを好きならば、その人も多分あなたが双極性障がいだという情報を、それでも好きだという方向へ曲げる道を見つけるでしょう。

誰かにあなたが双極性障がいであるとうまく伝えることは、相手の反応をコントロールしたり期待したりすることではありません。コントロールできないことを、完璧に落ち着いて受けとめることです。例えばあなたが双極性障がいだと言ったとして、それに対して彼氏が泣いたり、吐いてしまったり、下着を丸めて焼いてしまおうとしたりしたとして、それが何だというのでしょう？　結局人生のなかのその瞬間は過ぎ去っていき、また笑ったり、メキシコ料理を食べたりしていいのです。それとも彼氏は神経質で、自分の思いを通したがり屋だからもういいわと思うかもしれません。自分の人生に恐れをなし、神経質になってつぶれてしまうのではなく、ただ冷静になりましょう。冷静に！　そしてどんな場合でも、他の人が冷静になれないのなら、それは彼らの問題と選択だと割り切りましょう。自由とは、自分が自由であり、そのときどきの自分の態度を自分で決めるのだという不変で目の覚めるような認識です。そしてあなたが他人の選択をコントロールすることもできないのです。

「そんなことより、どうやってボーイフレンドに自分が双極性障がいだと言えばいいの？」

まあ、いいわ。鏡の前で以下のなかからどれか練習してみましょう。

- （会話がひと段落したときに）「ねえ、あなたに私が双極性障がいだって言ったことがあったかしら？」
- （情熱的な愛の行為中に）「ねえ、あなたに私が双極性障がいだって言ってあったかしら？　でも私は双極Ⅱ型らしいのよ。Ⅰ型ではなくってね。映画の中で見るような型ではないのよ……。あーあーあーん！」

・（彼と一緒に新聞を読んでいるときに）「ジプレキサ・スキャンダルだって、いやあね！ 私は双極性障がいなのよ」

同棲の良し悪し

私は、目の覚めるような費用便益分析の深慮の効果は信じません。だから私はボーイフレンドに出会ってから十日後、彼と一緒に住むことにしました。慎重さが足りないところは、運で補うのです。彼と一緒に暮らすことが幸福感が持続する源であるだけでなく、私の気分の波に予期せぬ安定効果をもたらしてくれました。生活リズムセラピーを受ける人なら思い当たることがあるでしょう。日常的な彼くいｒとの交流における安定したリズムは、孤独と社交的な状態の大波の繰り返しで過ごした私に欠けていたものを埋めてくれたのです。しかも彼が私の隣ですぐ眠りに落ちてしまうと、私もよく眠れるのです。運動と決まった就寝時間は、好きなパートナーがそれらを一緒にする力となり、とてもやりやすいことはいうまでもありません。

しかし注意してください。同棲は、いいことも悪いこともあるのが当たり前です。あなたがもし考え込むタイプなら、同棲前に考えておいたらいいポイントを以下に挙げておきましょう。

一緒に住むことは、必ず次の領域に影響を与えます。睡眠習慣、食事の習慣、趣味、そして社会的リズムです。同棲はこれらの範疇それぞれにある程度影響を与えます。もしあなたが、そのどれかで完璧に交渉の余地がないコントロールが必要なら、十二分に注意して物事を進めないといけません。

睡眠習慣

毎晩同じ時間に眠ることを支持してもらえますか？　何時に眠ることで合意ができるでしょうか？　自分の希望より就寝時間を少し早く、あるいは遅くすることに合意することができるでしょうか？　いつも一緒に床に入る必要があるでしょうか、あるいは別々の時間に床につくのでもかまわないでしょうか？　自分が服用したいときに眠剤を飲むのか、あるいはパートナーに眠剤を飲むことを知らせるのでしょうか？　自分が眠るときには、完全に静かで暗くないといけないでしょうか？　それが一緒に住んでいて可能ですか？

自分の生活空間を設定しましょう。そうするともしどちらかが早く床についても、他の一人がまだ動き回れて、お互い邪魔せずに行動できます。ベッド周囲にカーテンをかければ光を遮るのによく、耳栓やアイマスクは驚くほど効果があります。長椅子、あるいは補助ベッドといった、別の眠れる場を持ちましょう。どちらかがなかなか眠れない夜やメイン・ベッドの温度がすごく熱いか冷たいときのために。最後にかっちり決めすぎるのではなく、しかし自分の健康を犠牲にしないようにしましょう。もしあなたが一定のレベルを保つために八時間の睡眠が必要なら、パートナーにそれがいかに大事であるかを言っておきましょう。

食習慣

もし新しいルームメイト、あるいは恋人が朝食を抜く人だったり、昼食にチョコレート・クロワッサンとエスプレッソを飲む習慣があったり、午前三時に手の込んだ軽食をオーダーする人だったりすると、それと同じことをしないようにするのはとても大変かもしれません。自分自身の食事プラン（そして予算）を守ることは難しいです。でもあなたの健康が決まった食事時間とオートミールをたくさん食べることにより保たれているのであれば、それは大切なことです。

もし自分よりよく飲酒する人と一緒に住むことになると、多分今までよりも多く飲むようになるでしょう。またあまり飲まない人と一緒に住めば、多分今までより飲まなくなるでしょう。同じことがたばこ、気晴らしのための薬物、運動、テレビを見ることなどで起きるでしょう。考えてみましょう。この人と同じ習慣になりたいだろうか？　自分自身のやり方を守ることができるだろうか？　この人の習慣に引きずられてしまうだろうか？　私は、二人の関係について万能のアドバイスをしようというつもりはありません。ただこれらのことを考えながら生活してほしいのです。

日常生活リズム

相手は毎晩のように多くの友人を連れてきますか？　いつも一緒にいないといけなくて、プレッシャーを感じるでしょうか？　あるいはいっしょにいてそれぞれ別のことをしているのはいやではないでしょうか？　他にもルームメイトが増えそうでしょうか？　家の中には別の空間があって、ルームメイトが他の人と一緒にいても、一人になりたいときにはそこに避難できるでしょうか？　あなたは一人の時間がたっぷり必要ですか？　それとも相手とずっといたいのでしょうか？

注：うまくすれば、同棲は生活を劇的に安定させることができます。悪くすれば、不安定な精神病状態に悩まされることになります。一人になれる場所にいつでも行けるようにしておくことが大切です。それがあなたの家の一室であっても、近くの両親の家であっても、友人宅の地下室であっても、森の中のキャンプサイトであってもいいのです。

パートナーと一緒にいながらあなたの双極性障がいをうまく手なずける方法

▽自分自身を大切に

健康で幸せでいられるはずの人が自ら墓穴を掘るのを見ることほどいらいらするものはありません。パートナーは、あなたが自分自身を大切にしているのがわかるとかなり安心するでしょう。だから服薬はきちんとして、午前三時からのウイスキーの馬鹿飲みはやめましょうね。

▽自分の気分が変動していると思ったときはパートナーに伝える

パートナーはすでに気づいているかもしれないし、そうでないかもしれません。もし気づいていたら、あなた自身が変動に気づいているし、元に戻す対策を取っていることを知り、安心するでしょう。もし気づいていなかったら、それはあなたが軌道を完全には外れていないことを示すため、助かります。

▽現在利用できるサポート・ネットワークをそのまま維持する

特定のパートナーがいる今でも、他の友人たちと付き合うのはやめないこと。続けてサポートグループに行きましょう。ヨガのクラスも叔母さんの家での日曜日の夕食会も。そうすれば、愛とサポートを求めてパートナーだけに頼ることはなくなります。あなたが躁状態のときにも、その調子でホワイトハウス侵入プランをパートナー以外の人にも話すことができるでしょう。

▽自分の状況を伝える

自分の調子を正直に、積極的に話しましょう。どんな薬を服用していて、その副作用は何か、最新の情報を伝えておきましょう。あなたの気分状態についてパソコン・サイトのRSSのように常に伝える必要はありませんが、何かが起こったときには知らせるのがいいでしょう。気持ちを隠そうとする人よりも、うつ状態、あるいは躁状態についても率直に話す人のほうが、一緒にいてストレスが少ないのです。

▽やさしくしなさい

うつ病相でも軽躁、あるいは躁病相でも、病気自体があなたをいらいらさせてパートナーに当たりやすくなるでしょう。うつ状態、あるいは（軽）躁状態のとき、パートナーの感情には特にやさしく対応しましょう。相手もちょうどあなたと同じように、背中をさすってあげる必要があるということを憶えておくといいです。

第2部：家族と友人

友人と家族は一緒に食事して、話をし、スター・ウォーズを一緒に見る人であり、一般的には好意を持っています。また最も重要なサポート・ネットワークでもあります。彼らとの関係は双方向です。彼らはあなたをサポートし、そして彼らもまたあなたのサポートを必要としています。この点彼らは精神科医と違います。あなたが彼らに好意を返さないと、二人の関係はしぼんでいくでしょう。彼らはあなたが正常で健康で幸せであることにとても関心があります。あなたが不安定で調子が外れているときよりも、調子のいいほうが楽しいのです。その関係性を大切にしましょう。そうしたらよりよい時間が増えるでしょう。双極性障がいがどんなものか話して、友人や家族の理解を深めるように促しましょう。そうすればお互いがよりよくやっていくことができるでしょう。

友人と家族：起こったことを知らせ続けて満足してもらう

「私は自分が狂っていることに最後まで気づいていなかったのだろうか？　友人や家族は、私がおかしいことをずっと知っていたのだろうか？」

ほとんどの人は精神疾患の兆候に気づきません。あなたが下着姿で街に出ているのでなければ。異星人について独り言を言っているのでなければ（たとえそのときでもあなたが面白がって宇宙パーティーか何かしているのだろうと思うだけの人だっているでしょう）。ほとんどの人は気分変動とか不眠症を精神疾患と結びつけたりはしないでしょう。あなたが診断を受けるまでは。そしてそのとき、家族や友人がはっきりと言い表すことのできないちょっとした奇行すべて、突然意味がわかるようになるのです。私の友人は今年医学部に入学しました。その友人のルームメイトは過去の精神疾患の既往歴はありませんでしたが、一学期の半ばに精神病で入院させられました。友人は驚きました。友人はそれまで狂った人を見かけたことはなかったのです。ルームメイトの精神病に関してその変調に気づかず、助けを求めることもなく、愉快に過ごしていたことが信じられなかったのです。同様に、私が初めて双極性障がいで困った状態になったとき、私の友人の誰もがその兆候に気がつきませんでした。しかし私が診断名を伝えると、思い返してみるとそれが多くのことを説明してくれると彼らは言いました。

双極性障がいの診断を受けた後、精神疾患の兆候に気づいていなかった両親、友人たち、そして親戚は多分次のように考えるでしょう。

「ただ試験のストレスで参っているのだと思っていたよ」
「彼女に会ったとき、私は優しくしようとしたのに」
「酔っているだけだと思った」

「本当に芸能人の子を妊娠したのだと思った」

「彼はいつも変なことをいっぱい言っていた」

「ただ働きすぎだと思っていたわ」

「完璧に正常だと見えたのに」

「彼女はいつも陽気だった。その彼女がうつだったなんて信じられない」

「もうちょっと注意を払っていたら、彼を早く助けられたかもしれないのに」

「まったく気づかなかったよ」


友人や家族は、あなたが考えるほどには双極性障がいのことを知らないでしょう。だから説明しましょう。双極性障がいに関する本を貸してあげましょう。(今読んでいるこの本はどう？ちょっと待って、貸さないで。買うことにしましょう。皆に買ってあげて。この本でいいでしょ！)。精神疾患でないほとんどの人は、精神疾患に興味をそそられるでしょう。彼らは躁病、あるいは精神病状態をこれまで経験したことはないから、あなたの話を喜んで聞くでしょう。親しい友人は、この非常に生々しい個人的な実情を覗き見る窓を与えられて、しばしば特別な思いに浸ります。そしていったん、あなたのうつ病がむら気ではなく、あなたの軽躁病が好戦的になったのではないと理解すると、それらの状態が起こったときにそれほど傷ついたり、混乱したりはしなくなります。

また親、友人、恋人を精神科医のもとに一緒に連れて行き、そこで彼らが質問をしたかったらしてもらって、治療に関わっていると感じてもらうようにすることもできます。入院をするのなら、周囲にいる友人や親にあなたの担当医を知っておいてもらうと、妥当な決断をする助けになるでしょう。いつもと全然違い、自分自身で決断ができないときに役立つのです。

率直にあなたの双極性障がいについてよく知らせておくと、友人や家族もオープンになり、事態がわかりやすくなります。彼らが精神疾患に対する先入観、あるいは偏見を持っていたら、それについて話し合うことで、彼らにどこがどんなふうに違っているかわかってもらうのに役立ちます。人に理解を強制することはできませんが、理解する可能性を残しておくことはできます。

両親への対応

あなたが双極性障がいであることがわかった場合の両親の反応は、他の誰の反応よりも対処するのがきつく、難しくなりえます。親は自分たちの子どもが精神疾患だとわかると、いろいろなストレスを抱えます。罪悪感、怒り、心配、失望、そして過保護になることはほんの手始めです。どうしてって？　結局のところ親として駄目だったのかしら、と思ってしまうのです。

素晴らしい親たちもいます。理解し、適切なときに手を貸してくれ、適切なときに手を引いてくれ、冷静に対応してくれます。一方カッとなって急に、完璧な子どもに取って代わった悪魔であるかのようにあなたを見る親もいます。その反応にびっくりしたり、傷ついたりするのではなく、それらが何に由来するのか理解しようと努めたほうがいいのです。親たちには、多分あなただけができるサポートが必要なのです。あなたには多分親だけが出してくれるお金が必要でしょう。きっとうまくいきます。以下に親が感じているかもしれない気持ちを示します。

▽罪悪感

双極性障がいの遺伝子を子どもに渡してしまったと罪悪感を持つ親もいます。あなたの母方祖母が双極性障がいだったのかもしれません。だからお母さんは、それがどれほどあなたを混乱させるかわかっており、あなたにそのリスクを負わせたことにひどく困惑しています。罪悪感は、しばしば怒りや憤慨としてあらわれることがあります。

▽怒り

双極性障がいが遺伝性であり、自分でコントロールできるものではないことを理解していない親は、病気に対して怒りで反応するかもしれません。「親になんてことするの？　あんたはなんてドジな奴なの！」。親は、あなたがそれをわざとやっているか、大騒ぎをしていると思ってしまうのです。そしてその双極性障がいの行動をやめるように要求するかもしれません。ちょうど皿をテーブルに置きっぱなしにするのをやめてと言うように、またガレージでばか騒ぎするのをやめてと言うように、あなたに言うでしょう。スター・ウォーズに登場するヨーダが言うように、怒りは恐怖の近い親戚なのです。親にとっては双極性障がいは未知の動物で、遭遇したときどうしたらいいのかわからず、唯一うまくいきそうな方法は大きな棒を振りあげて脅すことだと思っています。

▽憂慮

「家に戻りたいの？　あなたの面倒を見るために、兄をあなたのところへ行かせるべきなの？」。特にあなたが離れて暮らしている場合、またあなたが大丈夫か確かめることができない場合、親は心配します。あなたが実態よりもっと狂っているのではないか、そして自分の面倒がみられないのではないかと心配します。手作りのクッキーがないとあなたがダメになってしまうのではないかと心配します（これは当たっている場合もありますね）。

▽主導権を握る必要性

きちんと薬を服用しているときに薬を飲んでいるのかと尋ねられたり、小さな子どもが母親にうんちをしたのかと聞かれるように毎日気分を聞かれたりすることほどうざいことはありません（追記：怠薬しているときに薬を飲んでいるかと聞かれるともっとつらいです。薬を飲むべきなんでしょうが）。多くの親が、コントロール不能に見える障がいに直面して、自分自身の恐れや憂慮に対処するために、過剰にコントロールしようとします。

▽落胆、あるいは不安

「この病気になっても医学校に行けるの？」「病気であっても商売を継げるの？」「あなたはフットボールのシーズンじゅう入院していたわね」「でも、また電話をくれるよね」。親は多くの期待を子どもにかけます。そして双極性障がいは、あなたの人生はあなたのもので両親のものではないことを両親に理解させることになる事柄の一つなのです。あなたが将来の双極病相に直面しなければならないように、親も将来について複数の新しい心配に直面します。そこにはもっともな心配もあれば、そうでないものもあります。

親が慌てる可能性のある側面としては他に次のようなものがあります。

▽双極性障がいについての誤った信念

診断を受けた後の夏、私はアルバータ州ジャスパーで働いていて、初めての中古車を買おうと探していました。ハイキングに出かけるのに使いたかったのです。その場所の近くにいる親戚に、両親が私の危険性について注意していたのを私は知りました。「ヒラリーに運転させないようにして。あの子は偏執狂なのよ」。私は非常に侮辱されたと感じました。私はとても慎重に運転するのに。そして両親が親戚に私のことを警告したのに激怒しました（後でわかりましたが、伝えられたもともとのメッセージはそういうつもりで言ったのではなかったのです）。急に直面した問題のことをよく知らないとき、どこからともなく信念を持ち出したり、聞いたことや読んだことから下手に物事をとりつくろおうとしたり、最初からでっちあげたりするものです。しばしばこれは心を守ろうとする精神のあらわれです。やさしく諭してあげましょう。（お父さんには正直に話すけど、午前三時、誰も路上にいないときに、時速三百キロで走っただけよ）。

▽反応してくれないこと

あなたが言うだけ言って、両親から得たものはラジオの雑音だけの場合。双極性障がいの話題を出したら、親の一方がとっさに話題を変えます。「親はこれが大事なことだとわかっているのか？」とあなたは悩みます。

反応してくれないことは、多分あなたが親から受ける最も困惑する反応でしょう。反応がないことによって、話し合う材料がなくなり、頼るものもなくなり、さらに言い争うこともなくなります。デリケートな事柄を話し合うのがただつらいと感じる親たちもいます。あるいは質問を浴びせることで、あなたが怒りだすのではないかと恐れているということもあります。この状況でできる一番いいことは、態度をオープンに保ち、話をし続けること、そして親の反応がないように思えてもいらいらしないことです。この姿勢を保つことは容易ではありません。しかし少なくとも、その姿勢は破壊的ではありません。そのうち態度を変えて、この事柄についてオープンになる親もいます。精神疾患の話題は、まるで閉じた本のように閉じたままという親もいます。その場合特に重要なのが、自分の気分や薬のことをぶちまけられる友人かカウンセラーを見つけることです。

これらすべての反応に効果的に対処するためには、ほとんどの親に三つのことが必要です。関わること、情報、そして安心感です。親があなたの治療に参加していると感じたいのであれば、積極的に電話で医療保険会社と話をさせることです（訳者注：アメリカでは保険会社が医療機関の選択、医療内容について関わる）。ほとんどの母親や父親は、子どもがアドバイスを求めたら感激するでしょう。もしアドバイスのとおりにする気はなくても、父親をいい気分にさせ、父親にうつ気分のときにどう対処するか聞くといいのです。両親がまったく双極性障がいについて知らないのなら、教えてあげましょう。親があなたのことをいつも心配するなら、安心させる材料を与えましょう。親を夕食に招きましょう。そうしたらあなたがいかに幸せか、うまくやっているか、そして自炊がいかに下手かを親に知らせることができます。

両親の反応がいかにヒステリックで、不適切なものであっても、気にしてはいけません。あなたは診断について、親を混乱させないようベストを尽くすだけです。その後は親次第なのです。

友人への対応

友人には、親とは少し違ったニーズがあります。友人は、子どもが医学校に行けるのかを知る必要もなく、あなたが診察を受けたすべての医師の名前を知る必要もありません。友人たちには、楽しく付き合うクールな人間、そういうあなたが必要なのです。あなたが友人を大切に思うのと、友人があなたを大切に思うのが同じくらいでなければならない関係性なのです。あなたが友情のバランスを保つためにはどうしたらいいのでしょうか？　頻回に躁、あるいはうつのエピソードがあらわれて多くの注意が必要なあなたと、そんなことの起こらない友人との間のバランスです。

私が両親についてとパートナーについて書いたほとんどのことが、また友人にも当てはまります。双極性障がいについて率直でいるという態度を確立しましょう。友人たちに状況を知ってもらい、あなたの人生に関わってもらいましょう。友人が躁状態のあなたに怒ったり、あなたがうつ状態のときに友人が気を悪くしたりしたら、それは精神疾患についてあまり知らないためだと受け取りましょう。友人に知ってもらいましょう。双極性障がいについて何ひとつ知らない友人は、あなたが本当に躁状態のときに酔っているのかと思ってしまったり、あなたがうつ状態のときに友人が電話してあなたが出ないと、あなたがその人に対して怒っているのかと思ってしまったりします。このような誤解はよくあることです。友人の気持ちに穏やかに対応しましょう。そして彼らが誤解しているのであれば、許してあげましょう。

あなたの気分のサイクルをどの程度友人に伝えるべきかさぐっていく必要が出てくるでしょ

う。友人にはすべてのうつ病相、すべての軽躁病相について伝えることが必要なのでしょうか？友人には自分の生活に付き合ってほしいのですが、消化不良のたびに家族の皆に電話をかけるような人にはなりたくないでしょう。ちょうどいいポイントを見出だすのがベストです。双極性障がいが活発化すれば、そのことを話しましょう。しかしそれが他の人との関係を支配してしまわないようにしましょう。

友人、親、そしてパートナーについてのまとめ

双極性障がいという診断をもらったことは、より率直な人間、正直な人間、思いやりのある人間になる絶好の機会です。こうした人たち皆に気にかけてもらえれば、あなたはどれだけそれらの人が大事かがわかるでしょう。どれだけ彼らの思いに報いることができるかもわかるでしょう。双極性障がいについて素直にいられるのなら、他の微妙な事柄についても素直になれるでしょう（嘆かわしい家族的秘密がある人？）。「狂っている」ことは、あなたの心にあることを表に出すよき言い訳になります。言いだしにくい質問をする言い訳になります。秘密を明

らかにするための大きな一歩一歩への導きになるのです。双極性障がいを、あなたの人生でタブーとなっていることを破る言い訳に使えます。そうしてうまくいかなかったら、躁病のせいにしましょう！

第10章

実際に役立つ事柄

——ハーブ（違法でも危険でもないもの）、自然の中で過ごす

生活し、双極性障がいの症状に対応するのに三種類のことをしていくことになるでしょう。一つは主治医がそう勧めるからすること（薬を服用するとか）。もう一つは母親が勧めるからすること（入浴しなさいとか）。そして最後はそうするとただ気持ちがいいからすることです。ここではこの三番目のカテゴリーについて解説していきます。気まぐれで、霊的で、完璧に非科学的で些細な日頃の習慣や儀式で、うつに対応し、躁状態でも通用するもので、基本的に頭をしっかり保つためのものです。お香を焚き、うっとりするような音楽をかける、霊的な動物

とのダンスを紹介します。ビーチで出会った長髪の男たちとボンゴを叩くことも取り上げます。ようこそ。さあ、自分に目覚めましょう！

瞑想と解脱

ヒンズー教の導師は「私たちが持っているのは、規則性のない、誰にも起こりうる環境と、自由意志という名の最下位賞です」と言います。

仏教は、たとえ拘束衣を着ていても、解脱を実践すればそれでも鳥のように自由になれることを教えています。解脱とは少しもとらわれないことの究極の表現です。怖かろうが、快適だろうがそうでなかろうが、豊かでも貧乏でも、幸せでも悲しくても、あるいはたとえひどい痛みのなかでも、少しもかまいません。

躁病とうつ病に対する仏教徒の反応は、「おっと、うつが出てきた。だからどうなんだ？ さて、躁病があらわれた。だったらどうするの？ つまり私は拘束衣を着ているんだ。やれやれ、この気まぐれな状況は、すべての状況と同じく結局は過ぎ去っていくのさ」と穏やかに微

状況	影響を受けた反応	解脱した反応
クマに追いかけられている	恐怖、パニック、パンツが濡れる	冷静、幸福
雨にうたれる	いらいら、不快	冷静、幸福
腹ペコになる	空腹感、衰弱	冷静、幸福

笑むのです。

瞑想するときには、自分の考えや身体的感覚を、それらに反応することなく観察します。もし腰が痛むのなら、まず初めは自分が不機嫌になっていくのに気がつくでしょう。あなたはこの弱々しい小さな腰痛を、気分を害する力にしてしまったことを悟ります。こんちくしょう！　次回腰痛に襲われたときには、不機嫌にならずにただその痛みを観察します。この非反応性の観察を繰り返していくと、徐々にそれから自由になっていきます。そしてより幸せになっていきます。あなたが、他の物、人々、そして状況にあなたを悲しませる力を授けるのをやめてきたからです。もし瞑想で十分遠くまで行けるようなら、誰かがあなたの顔を鋭くたたいたとしても、誕生日のケーキを渡してくれたとしても同様に、あなたがたじろぐことはなくなるでしょう。

表に日常生活における解脱の例を挙げます。

瞑想はまた自分の心を鎮めたり、不安に対処したり、その場で十五秒以上静かに座っていられるようになったりするのに有効です。

ハーブを楽しむ

医師に処方される薬剤の他に、昔々から調合され、地元の健康食品店で売られているハーブ薬剤を使うことを楽しむ人、あるいは興味を持つ人がいます。ハーブの効果は微妙なものです。鎮静剤ではありません。カモミール・ティーを一杯飲んで、クロナゼパム（訳者注：抗てんかん薬だが気分安定、不安軽減の作用がある）と同じ効果を期待しないように。カモミールはクロナゼパムではありません。マリファナはクロナゼパムと似た作用があるかもしれません。クロナゼパムはクロナゼパムでしょう。カモミール・ティーはカモミール・ティーです。ハーブ治療は額面どおりに味わいましょう。マイルドで優しいです。偽薬の類として効果があれば素敵です。以下にあげるすべてのハーブが効果ありとする確たる証拠はありません。主に、自分を落ち着かせたり、眠気を誘ったりと、何らかの効果があると思い込んで使うようなものだと考えられます。

セイヨウカノコソウは、世界で最も古い不眠症治療薬でしょう。セイヨウカノコソウが不眠症に用いられた初めての記録は、二世紀にさかのぼります。今ではお茶、抽出剤、あるいは丸薬の形で、しばしば他の落ち着かせる効果を持つハーブ、例えばラベンダーと合わせてあります。私はセイヨウカノコソウとラベンダーの合わせたものを足裏に貼って用いるものを見たこともあります。

カバカバは、カバの乾燥根から作った飲み物としてサモアやハワイといった太平洋の島で儀式的に飲まれています。実際に偽薬以上の特異的な効果を持つと研究でも示されている唯一のハーブです。穏やかな鎮静とよりいい睡眠をもたらす効果があります。太平洋の島の食品雑貨屋でパウダー状の物を買うことができます。それは実際いい香りはしませんが、しかし唇の感覚をしびれさせ、素敵なのです。

スカルキャップ（タツナミソウ）は、穏やかな鎮静剤と考えられています。それがどうしたって？　タバコみたいに吸えるのよ！　やったね！

ダミアナも鎮静作用があると考えられています。そしてこれも吸えるのよね！

セント・ジョンズ・ワートは、うつ病には今やすごく誇大に宣伝されています。商品としてほとんどの食料雑貨店で手に入れることができます。ＭＡＯＩ抑制剤と相性が悪いため一緒に服用してはいけません。そして吸うものではありません。他の抗うつ剤と同じように、躁状態になる体質の人は躁病、あるいは軽躁病を誘発しうると聞いたこともあります。だから使いたいときには必ず主治医と相談してください。

大自然の中で過ごす

生き残りを争う状況に追い込まれると、自殺を考えている人たちでも生存のために戦うと聞いたことがあります。被収容者をリハビリのために周囲から孤立した大自然の中に放りだす刑務所があります。問題を持つ子どもや十代の若者のためのサマー・キャンプもこのやり方が好まれます。大自然の中の孤独が、なぜ心の奥深くの洞察を導き、人生を考え直すのに効果があるのでしょうか？　私の考えでは、そうすることが本来自分自身の体と心の持つ能力が発揮されるのを助けるのでしょう。助け出してくれる他人も、うんざりさせる他人もいません。機械や道具もありません。自分の命運が自分自身の手に握られていることがわかります。あるいは天気がどうなるかで、自分自身ではどうにもならないことがあるとわかります。

もし人生に目的がなくとも、大自然の中に入ると自動的に目的ができます。生存です。あなたの唯一の仕事は、来る日も来る日も自分の基本的なニーズ、すなわち食べ物、水、家、そして暖かさといったものを獲得することであり、仲間はあなた自身しかいません。あなたには、自然自体が変化していくことを観察する時間と機会がたっぷりあります。日の出と日の入りを毎朝毎夕目撃します。雲が湧き上がり、雨を降らせ、消滅して青空に消えてしまうのを見ます。一日が冷えた状態で始まり、徐々に暖かくなっていき、夕方から夜になると再び冷えてくることを体で敏感に感じます。それは、空調のきいた環境では決して感じることのないものです。海の近くにいれば、潮が引いては寄せるのを毎日目にします。月が毎晩満ちて、引いて少しずつ変化します。そして周囲の植物や動物がやはり目に見えて変わっていきます。たった一週間の間にも、果皮から芽が出てくるのを、花が咲くのを、果物が実るのを、鳥の巣が形作られていくのを、あるいはビーバーが作る堰が築かれるのを見ることができます。

これらすべての変化があなたの周りで起きていると、心の車輪の動きがゆっくりしたものとなり、心配や心の中での会話の際限ない流れが止まります。結局あなたが何をしようが、世界はそれなりに動き続けるという事実に降伏するしかなくなります。

都市というものが精神疾患をもたらすと考える人がいます。都市は強烈な、とどまることを知らない刺激に囲まれ、また完全に非個人的でもあるからです。その理論では、都市の構造が病理的だそうです。車輛が人間より優先されること、言葉やイメージの氾濫、そして決して目を合わすことがなく、知り合うこともまったくない人々が際限なく通過するためです。名声と緊急性の集合的ファンタジーです。あなたは何者かでなければなりません。そして食べて、飲んで、買わないといけません。あるいは何か刺激的なことをいつもしていないといけません。自分のしていることが本当に大事なのだとあなたは感じ始めます。同時に見も知らぬ人の際限のない流れのなか、誰もあなたのことを知らず、気にもかけません。あなたはショーを見に行くプレッシャーを、そして人に会い、自分自身をもてなし、幸せでいなければならないというプレッシャーを感じます。誰か上から見ていて、あなたがどれだけ楽しんでいて幸せか帳簿をつけるの？　人生は素晴らしいパーティーで、誰かが自分を見ている、これが都市の集団的幻想です。

落ち込んでいるとき、私は泣き、有名でないことにひどく罪悪感をおぼえます。普通でなく、自分が有名でないことで多数の想像上の傍観者を裏切っていて、その人たちは私の進歩がないのに落胆していると感じます。結婚やお金、あるいは幸福感ではなく、名声が最終目標なのです。その一方では、私は軽躁状態のときは非常に楽観的になり、自分の毎日の些細な活動と計画が人々にとって有名という香りをもたらすと感じます。

大自然の中に入り込むとこの幻想的な名声ゲームが溶けて消え、その実態が明らかになります。完全にあなたの頭の中にしかないものです。雷の嵐は、あなたのウェブ・サイトのヒット数が一日何回であろうが気にしません。徘徊するハイイログマは、あなたを何人の人がバーで呼び止めようが気にしません。大自然があなたを認識せず、あなたの偉大さに合わせることをしないため、あなたの自己愛はすぐに崩れ落ちます。あなたの頭の中の想像上の勘定には、本質的な価値などなくて、完全にその場限りのものだということがわかるようになります。純粋なエーテルであり、消えてしまうのです。それはまごつかせるものですが、究極的には、私が知っている最も心地よい香水は、自分は何者でもないという認識です。また一つの緑の新芽が伸びて、鹿に食べられてしまうようなものです。その世界はそういうふうに回っているのです。

熱狂的なダンス

私は最近ミュージシャンのガブリエル・ロスによる *Maps to Ecstasy*（エクスタシーへの地図）という本を読みました。それに一時的にはまってしまいました。この本は動きとリズムが生命の核であることを物語っています。ロスは基本的な生命にとって、五つのリズムがあると言っています。だから十分に自分を表現するために、そのリズムをすべて認識して踊る必要があるというのです。双極性障がいの比喩のようではないですか？　ロスの考えでは、そのリズムはすべて抑圧したり否定したりするのではなく、文字どおりそれらを踊るべきなのです。ゆったりと流れるように踊り、体が動きたいように動き、怒りや悲しみ、そして喜びを踊るのです。やってみましょう。次に躁、あるいは軽躁状態、あるいは抑うつ的になったとき、何か音楽をかけて、あなたの経験をダンスで表現しましょう。特にうつ的になったときにやってみましょう。あなたはどうかわかりませんが、私はすでにテンポが速くなってきたとき（躁になってきたとき）に、たくさん踊ります。そしてうつ病は普通なら踊りには合わないのですが、だからこそ踊ることが強力な表現となるのです。

いい芸術作品

詩には高い情緒的因子があります。私はそれを高くかっています。自由奔放な情念についていえば、それが存在してきたこと、疑う余地もなく今後もありつづけることは明らかです。詩という経験の果実は、いかなる状況からも英知と気品をもって、そして才能とユーモアをもって、抜け出せることを私に思い出させます。軽躁状態、あるいはうつ状態になったとき、私は自分自身の個人的神託、すなわち荒居留美、ライナー・マリア・リルケの詩、アニー・ディラードの本の文章にすがります。それらは短いですが、力強く、人生に対して持ちたいと思う態度を私に思い出させてくれるのです。力と面白さ、そして洞察と知恵の言葉です。考える力を失い、特定の精神状態に深く沈み込む前に、情緒や状況に向き合うために選択できる多くの違った方法を私に思い起こさせるのです。

落ち込んだとき、あるいはハイになったときに、読める詩や引用語句を引き出せるのはすごいことです。狼が戸口に来たときに窓の外へ追い出してしまうような知恵すべてを思い出させてくれるからです。人がトラブルに陥ったときしばしば最初に起こることは、災害が発生したときに取るように決めてあった注意深い計画、緊急時のステップをすべてを忘れてしまうことです。だからうつ状態、あるいは（軽）躁状態ではないときに、あなたの心に響く、そして病相期に助けてくれる詩、文章、あるいは引用語を本から選びましょう。それらを書き留めておくか、忘れずに読めるような場所に貼っておくようにしましょう。いい言葉はいい薬のようなものです。

いい音楽

音楽には力があります。あなたがもう笑うことなどないだろうと考えたときにも音楽は脳に灯をともしきらめく可能性があります。また、あまりに興奮して目が閉じられないときに落ち着かせて眠りにつかせてくれるのです。そしてあなたが聴く音楽は、例外なくあなたの気持ちの移り変わりに影響を与えるでしょう。歳を経て初めて双極性障がいと診断されたときに聞いた音楽に再会することもあるでしょう。そして初めて行ったパーティで演奏された音楽を聞いたときと同じように、自分がノスタルジアのなかにいることに気づくでしょう。（私はモデスト・

マウス（訳者注：アメリカのロックバンド）を聞いたときはいつでも、雨の日の夜一晩中自転車に乗っていたことを思い出し、かつて住んでいた古い家の匂いそのものを感じてしまいます）。あなたの気分にぴったりの音楽を聴くことは、本当に真のあなたを理解している友人と話しているようなものです。それはうつのとき、あるいは軽躁か躁状態の時、ちょうどあなたが必要なものなのです。つらいときの二種類の曲のリスト――歌や曲であなたの中に力のある情緒を引き出すもの――を持っておくといいでしょう。一つはうつ病用、もう一つは軽躁あるいは躁病用です。そのときを乗り越えるための何かが必要なとき、ただボリュームを上げましょう。

アイデアを挙げておきます。

うつ病用プレイリスト

- 自分がタフですごい奴だと思い出させてくれるギャングスタ・ラップ
- 死にたいと思わずに悲しい気持ちをただ感じさせてくれる悲しい曲
- チベットの詠唱。心を鎮め慰める。歌詞の意味を理解する必要はありません。
- 旧友のように感じられる親しみやすい歌。ミミ&リチャード・ファリーナによるパック・

アップ・ユア・ソローズのように淋しいときになごませてくれるもの

・規則的なビートの電子音楽。魔法を解くように心が軽くなります（電子音楽はウォーキングにもいいです）

軽躁、躁病プレイリスト

・ラーガ（インド音楽の旋律定型）

・バイノーラル方式の音楽。心の歩みを緩め、眠るのを助けます。

・ゆっくりとした音楽。ドライブ中スピードを出すのを抑えてくれます。

・幸せな音楽はハイな気分を楽しませてくれます。

・ヨハン・セバスチャン・バッハのフーガ。集中力が高まっているときに聞けば、これまで聞いたことがない音のつながりやパターンが聴きとれるでしょう。

・ヨハン・セバスチャン・バッハのゴールドバーグ変奏曲集。これらは王様の不眠症を治すために書かれ、心を鎮めるとされています。

アニマル・セラピー

白状すると、私はこれまでペットを育てたことがなく、他の人が一日をのりきるのに愛するペットがどんなに力になったかと話していると、私は密かにそんなのたわごとだと思っていました。しかし、二、三か月前に公園で見つけた二匹の捨て猫を家に連れ帰り、ついに暖かいふさふさした動物と過ごすとどんなふうかを体験したら、私はスクルージ（ディケンズ作『クリスマス・キャロル』の主人公）のように考えを変えました。動物は素晴らしいです。気分障害患者のように気分が上下しがちなら特にいいです。人になつく動物を飼うことは淋しさを吹き飛ばし、日常生活にパターンと責任をもたらします。そして安心できる遊び相手、あるいは散歩の相手になります。介助犬を飼っている双極性障がいの患者もいます（アメリカの障害者法に規定がある）。その犬は薬服用の時間がくると吠えて知らせ、パニック発作を起こすと鼻をすり寄せてクンクンするのです。ペットを飼えないのなら、動物のシェルターでボランティアをしたり、ご近所のイヌ、ネコ、馬、豚あるいはラマと友達になったりしましょう。動物たちがくれる愛は、絶対、よだれをたらされても、毛玉で汚されても価値があります。

マッサージ

ときに私たち双極性障がい患者は、うつのつらさに圧倒されて、自身の肉体へ安らぎを考えることを忘れてしまいます。しかし、私たちの肉体はちょうど心と同じように安らぎを求めます。うつは、頭痛や筋肉の凝りを起こしたり、身体の感覚を完全に失わせてしまったりすることもあります。気持ちのいいマッサージはあなたを生き返らせます。少なくとも一時的には。友達か恋人に手、足、肩、あるいは頭のマッサージをしてくれるように頼んでみましょう（マッサージのトレードをしたらいいかもしれません）。それからリラックスして、ポジティブな身体感覚に焦点を当ててみましょう。時どき私はうつ状態のとき、髪をとかす間やシャワーを浴びている間少し余計に注意を身体に向けるだけでいくばくかの精神的苦悩が和らぎ、自分の肉体を自覚できることもあります。

おわりに

早く！

人生はテレビゲームのようなものです。誕生のときには誰でも同じコントローラーのセットを与えられます。あなたは走れて、跳べ、ひょいと身をかわし、銃を撃てます。長い間誰もが同じゲームをプレイしていると感じられるのです。そこらじゅうで他の人々の信号音、パワーアップ音が聞こえます。すべての宝物を集め、悪い奴らを頭でぶつかってやっつけることに全力を傾けています。そして他の誰もが同じことをしていると考えています。

そしてある日、誰もが同じゲームをしているのではないとわかるのです。たくさんの金貨を集めるゲームをしている者もいれば、水晶の館に籠り、愛を求めている人、見たこともない水中深くのステージを進んでいる人もいます。

そしてあなた。あなたのゲームは他の人たちよりも速く、厳しいのです。ルールは変わり続けています。あるときは自分のキャラクターがおぼれてしまわないように、一秒の間に十回ジャンプ・ボタンを激しく叩かないといけません。そして次の瞬間にはあなたは将来千年にわたり抗重力室でビッグボスと闘い続けるのです。ライフが半分にまでダウンするが、それから元気いっぱいになり、別のライフを持つようになります。きのこ（成長のためのアイテム）を十分集めなかったら、風景は変わり始め、音楽は奇怪なものになっていきます。

ゲームがたいへんハードなので、あなたは狂い始めます。何かがうまくいかなくなったそのたびごとに、再びゲームを始めないといけません。ときに自分の小さなキャラクターの生死さえ気にかけているのか、あなたはわからなくなります。

立ち止まってみましょう。

この世の他の人と同じく、あなたにはただ四つの選択肢があります。走るか、跳ぶか、ひょいと身をかわすか、撃つかです。あなたに向かってくるモンスターやボスをコントロールすることはできません。しかし少しやってみると、あなたは自分自身のユニークな戦略、考え方、知恵を身につけ、そのステージを切り抜けることができます。主人公のキャラクターを大切にして、激しい状況のときには彼に話しかけます。コントローラーの操作で親指はフランスパンほどの大きさになり、また他のゲーマーが妬み、称賛するような賢く動じないオーラも身につけます。

この本は、双極性障がいとは何かとか、どうしたらもうならなくてもすむかを正確に伝えるものではありません。この本はただ次のことを言いたいのです「ねえ、あなたも私も他の何百万の人たちも、共通するいくつかの特徴を持っています。ここにそのことについての考え方や自分を助ける方法を示すのよ」。双極性障がい――あるいはそれを何と呼ぼうが――は長く続くものであり、私たちが精神疾患と闘ってスティグマと差別の王国から出ていき、「ねえ、私は一人の人間であり、そのゲームの中で躁やうつの怪物ボスがあらわれるような」理解の地平にすばやく移れば、世界は私たちのような人たちにとってより安全で、幸せな場所へと早くなります。

だからこの本からあなたは気に入った部分を吸収し、残りは放っておいてもいいですよ。自分の経験を理解するのに助けになる双極障がいの自分自身への比喩を見つけ、それを他の人々に示してください。

広く生き、大きく考えて、歩いてみましょう。

またどこかで会おうね！

ヒラリー

社会資源

NPO法人ノーチラス会：特定非営利活動法人日本双極性障害団体連合会
(http://bipolar-disorder.or.jp/)
ノーチラス会は、長い歴史を持つ精神障害一般の患者会を出発点としているが、平成二十二年九月十六日に東京都からＮＰＯ法人の認証を受け、日本で唯一の双極性障がいに特化したＮＰＯ法人。

COMHBO地域精神保健福祉機構
(http://www.comhbo.net/)
精神障がいをもつ人たちが主体的に生きていくことができる社会の仕組みを作りたい。そのために地域で活動するさまざまな人たちと連携し、科学的に根拠のあるサービスの普及に貢献するため作られた平成十九年二月にスタートした団体。

訳者あとがき

私が二〇〇一年に開業して以降双極性障がいのI型の方も若干来院されましたが、II型や双極スペクトラムと思われる人がかなり多いのに驚かされて、そういう人たちにどう話をして向き合っていけばいいのか考えさせられました。アメリカの精神科医が書いた双極性障がいに関する本も読みましたが、WELCOME TO THE JUNGLEという何やら謎めいた本があるのを知り、読んでみました。当事者で作家志望の若い女性が書いた本だけあり、パンチが効いていて、ウイットにも富み、当事者の視点から社会の中での動きや人間関係上でどのように自分の病気のことを伝えるかなどが生き生きと描かれ、日本でもこの本が読まれたならば参考になる人たちもいるのではないかと思いました。それで翻訳することにしたのですが、翻訳し終わったときにちょうど第二版が出て、少し手直しされた形で出ていたためにどうしようかと悩みました。他の英語の本でも版が古い方が記述が興味深く、古い方を読むことを勧めた先輩もいました。この本もアマゾンの書評で第一版の方が圧倒的に書いている人が多く、第二版でも書いている人はいて評価はいいのですが、評者がかなり少なく、第一版での著者の若さとその感性の魅力の方が勝っているのかと考え、あえて第一版の訳のまま日本語で出すことにしました。著者ヒラリー・スミスさんはその後小説を出されていますが、精神障がいのことも取り入れて小気味のいいものに仕上がっており興味のある方は読んでみられるのも面白いと思います。日本でも当事者が書かれた精神障がいの本が多く出るようになり、双極性障がいの本も出ていますが、若いヒラリーの本は輝いているように思えます。この本を読んで自分らしく生きやすくなる人が一人でも多くなることを願っています。最後に翻訳を促してくれて、協力もしていただいた守屋和子さんに感謝申し上げます。

二〇一九年一〇月

奥田　宏

著者ヒラリー・T・スミスさんについて

1986年カナダ生まれ。ブリティッシュ・コロンビア大学で英文学の学士号を取得。2010年 *Welcome to the JUNGLE* を執筆。2017年5月同書改訂版を執筆。小説家として2013年に *Wild Awake*、2015年に *A Sense of the Infinite* を執筆。2017年の改訂版では、彼女はカリフォルニア州ネバダシティー近郊の電力や水を自給している自作農場に住み、著作、音楽活動、そして農業をしていると紹介されています。

訳者略歴

奥田　宏（おくだ　ひろし）

医学博士。金沢大学医学部卒。同大学大学院医学研究科博士課程修了。同大学医学部付属病院医員。石川県立高松病院医員、医長。谷野呉山病院医局員を経て、2001年4月よりひろメンタルクリニック院長。2004年より金沢工業大学大学院心理科学研究科教授。訳書に『クレプトマニア・万引き嗜癖からの回復―"ただで失敬"してしまう人たちの理解と再犯防止エクササイズ』（星和書店）がある。

ジャングルへようこそ！　双極性障がいの世界

2020年1月24日　初版第1刷発行

著　　者　ヒラリー・スミス
監　　者　奥田　　宏
発 行 者　石 澤 雄 司
発 行 所　株式会社星　和　書　店
〒168-0074　東京都杉並区上高井戸1-2-5
電 話　03（3329）0031（営業部）／03（3329）0033（編集部）
FAX　03（5374）7186（営業部）／03（5374）7185（編集部）
http://www.seiwa-pb.co.jp
印刷・製本　中央精版印刷株式会社

Printed in Japan　ISBN978-4-7911-1040-7

双極性障害の診かたと治しかた

科学的根拠に基づく入門書

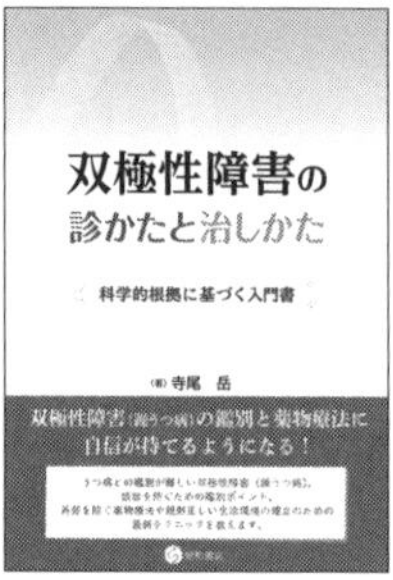

寺尾岳 著

A5判　104p　定価：本体1,800円＋税

うつ病との鑑別が難しい双極性障害（躁うつ病）。正しく診断し，薬物療法と規則正しい生活環境の確立により効果的に再発を防ぐには？　双極性障害の基礎知識と診断方法，治療戦略のエッセンスを凝縮。

バイポーラー（双極性障害）ワークブック 第2版

気分の変動をコントロールする方法

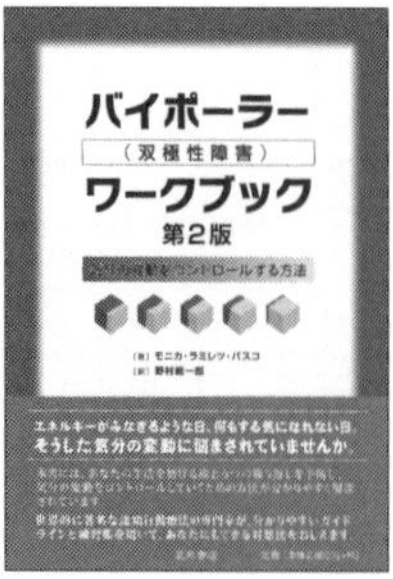

モニカ・ラミレツ・バスコ 著
野村総一郎 訳

A5判　352p　定価：本体2,800円＋税

双極性障害による気分の変動を抑制する対処法を、認知療法的な手法を用いて分かりやすく解説。治療者にとっても、ご本人が使う自習書としても極めて役立つ書。内容がさらに充実した第２版の全訳。

発行：星和書店　http://www.seiwa-pb.co.jp